Erziehung ist kein Mysterium

AF199303

Rosemarie Rieger-Ortloff

Erziehung ist kein Mysterium

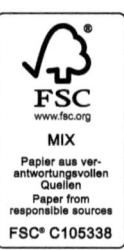

Bibliografische Information der Deutschen Nationalbibliothek
Die Deutsche Nationalbibliothek verzeichnet diese Publikation in der
Deutschen Nationalbibliografie; detaillierte bibliografische Daten sind
im Internet über http://dnb.dnb.de abrufbar.

© 2017 Rosemarie Rieger-Ortloff
Satz, Umschlaggestaltung, Herstellung und Verlag:
BoD – Books on Demand
ISBN 978-3-7448-0691-6

Inhalt

Vorwort

Sie haben sich dieses Buch gekauft, weil Sie davon ausgehen, darin nützliche Hinweise zur Kindererziehung zu finden. Legen Sie das Buch nach dem Lesen nicht einfach zur Seite, im Glauben, nun wüssten Sie genug über Kindererziehung, um das Wissen im Alltag anwenden zu können. Dieses Buch soll Sie begleiten und anregen, über Kindererziehung nachzudenken, sodass Sie auch vor und während der Schwangerschaft sowie in der Zeit der Kindererziehung eine nützliche Stütze zur Seite haben, zum Wohle von Mutter und Kind sowie der ganzen Familie.

Vieles von dem, was ich durch meinen Beruf im Umgang mit Kindern erfahren und gelernt habe, gebe ich in diesem Buch weiter, in der Hoffnung, dass der Alltag mit einem Kind oder mehreren Kindern entspannter, glücklicher und zufriedener verläuft. Was ich in meinen langen Dienstjahren und bei Vorträgen über Kinder gesagt und erfahren habe, kann in diesem Buch nicht alles zu Wort kommen. Ich lerne jeden Tag mehr über Kinder hinzu, und ich werde nicht aufhören, von ihnen zu lernen.

Die Modeerscheinungen in der Erziehung, die von Zeit zu Zeit wechseln, verstellen oft den Blick für die Realität und führen zu mancher Verunsicherung. Ein Kind lässt sich nicht wie ein Kleidungsstück nach der Mode schneidern. Kinder sind eigenständige Wesen mit individuellem Charakter. Sie sind kein Eigentum. Mit der

Geburt eines Kindes übernimmt man die Pflicht, für das Kind zu sorgen, es zu führen und zu lenken und zu einem gesunden, zufriedenen und leistungsfähigen Menschen zu erziehen.

Was ich in diesem Buch schreibe, ist keine Wissenschaft, das ist Erfahrung über viele Jahre hinweg durch eigene Kindererziehung, durch den beruflichen Kontakt mit Kindern und gestressten, frustrierten, überforderten Eltern. Es ist auch kein vollständiger Hinweis auf viele weitere Zusammenhänge rund um Kindererziehung. Die aufgeführten Kapitel sind als Hilfestellung in Erziehungs-, Gesundheits- und Lebensfragen zu verstehen.

Auch Sie lernen gewiss aus Erfahrung hinzu und haben Kontakt mit Menschen, die Ihnen mit Rat und Tat zur Seite stehen. Das Buch soll Anregung geben, wie auf verschiedenen erzieherischen Ebenen reagiert werden kann. Es ist ein Erziehungsleitfaden, an den Sie sich halten können, um einen Schlingerkurs in der Erziehung zu vermeiden und das Kind nicht zum Spielball der Gefühle, Emotionen oder Launen werden zu lassen. Eigenes durch Erziehung erworbenes Fehlverhalten wird oft mit zwanghafter Sicherheit an die eigenen Kinder weitergegeben. Es ist mir ein großes Anliegen, diesen Teufelskreis zu durchbrechen.

Wenn Sie bereit sind, in Erziehungsfragen das Buch zur Unterstützung zur Hilfe zu nehmen, um daraus Schlüsse zu ziehen, vieles in der Erziehung besser zu verstehen und nach Ihren Bedürfnissen und denen Ihrer Kinder umzusetzen, wird es Ihnen sicher nützlich sein und die Furcht vor Erziehungsfehlern nehmen.

Haben Sie keine Furcht zu versagen. Erziehung ist nicht starr, genauso sind die verschiedenen erzieherischen Bereiche nicht starr. Vieles greift ineinander über. Die erzieherischen Maßnahmen lassen sich nicht strikt voneinander trennen. Alles fließt, nichts ist statisch, auch nicht in der Erziehung.

Ich hoffe, dass sich möglichst viele Mütter und Väter mit diesem Buch auseinandersetzen, damit die Erziehung von Kindern auf einer gemeinsamen partnerschaftlichen, vertrauensvollen Ebene verläuft und die Kinder befähigt, ihr Leben gesund, zufrieden und erfolgreich zu meistern. Hierfür ist es erforderlich, dass die Erziehenden gesunde, leistungsfähige und zuversichtliche Menschen sind und bleiben oder es werden.

Ich wünsche Ihnen viel Erfolg in der Erziehung und Zuversicht, eine glückliche Zukunft und eine gute Partnerschaft.

1. Schwangerschaft

Sie planen eine Schwangerschaft, weil Sie sich vielleicht nach einem Kind sehnen oder glauben, ein Kind haben zu müssen, aus welchen Gründen auch immer. Machen Sie aber nicht den Fehler zu glauben, mit einem Kind den Ehemann oder Partner an sich binden zu können oder darin die Möglichkeit zu sehen, nicht mehr arbeiten zu müssen. Sie müssen auch nicht meinen, dass man halt ab einem bestimmten Alter ein Kind haben sollte.

Wenn Sie sich für ein Kind entscheiden, sollte die partnerschaftliche Beziehung auf Vertrauen, Respekt und Übereinstimmung in wichtigen familiären Fragen basieren.

In jedem Fall ist ein Kind ein Geschenk, das nicht zum Spielball der eigenen Bedürfnisse werden darf. Ein Kind wird einem nicht ohne Mühe, Verantwortung und Verzicht geschenkt. Schwangerschaft ist die Zeit der Vorfreude und die Zeit, in der die Verantwortung für das zu erwartende Kind wachsen und gedeihen muss.

Wenn Sie ein gesundes Kind zur Welt bringen, ist das in meinen Augen das größte Glück. Glück lässt sich nicht festhalten, und Glück kann schnell in Unglück umschlagen, wenn Sie sich keinen Plan machen, wenn Sie nicht alles tun, um eine gute Basis zu schaffen, damit die Schwangerschaft und das Mutterwerden nicht zum Fiasko werden.

Besprechen Sie auch mit Ihrem Partner die Zeit nach der Geburt des Kindes. Er muss auch wissen, was dann auf ihn zukommt, dass in der ersten Zeit des Öfteren sein Schlaf gestört werden kann und Sie viel Zeit für das Kind benötigen. Es ist gut, wenn Sie schon vor oder während der Schwangerschaft festlegen, wie Sie solche Dinge angehen wollen, um nachher nicht in den Problemen zu ersticken.

Freuen Sie sich auf Ihr Kind, und es wird sich auf Sie freuen. Freuen Sie sich auf Ihr Kind, und seien Sie davon überzeugt, dass Sie ein wunderbares Kind bekommen werden.

Alles, was Sie während der Schwangerschaft denken, fühlen, sagen und tun, auch die Beziehung zum Partner und zur Umgebung, in der Sie sich aufhalten, tragen zu einer positiven oder negativen Entwicklung des Kindes bei.

Sprechen Sie mit Ihrem Kind, wenn es Ihnen gut geht und Sie glücklich sind. Sprechen Sie aber auch mit ihm, wenn Sie traurig, enttäuscht oder ärgerlich sind. Sprechen Sie mit ihm über den Grund für Ihre Verstimmung, so kann das Kind Vertrauen zu Ihnen aufbauen, sich bei Ihnen sicher fühlen und nicht schon im Mutterleib das Gefühl entwickeln, allein gelassen zu werden.

Überlassen Sie es nicht dem Zufall. Sie können gedanklich viel bewirken. Beschützen Sie Ihr Kind in Gedanken – und vergessen Sie dabei Ihren Lebenspartner nicht. Gehen Sie behutsam mit ihm um, denn auch er ist in gewisser Weise schwanger. Ihr Partner merkt, dass Sie sich verändern, sowohl körperlich wie psychisch. Diese Veränderungen können Ängste auslösen, außerdem kann er sich ausgeschlossen fühlen.

Sprechen Sie mit ihm über Ihre Veränderung, teilen Sie ihm Ihre Freude, Ihre Gedanken und Ihre Erwartungen mit, beziehen Sie ihn in die Anschaffungen für das Kind ein. Damit bekommt er die Möglichkeit, sich mental auf die neue Situation in der Familie einstellen zu können.

Nehmen Sie manchen Hinweis oder Rat ernst, auch Mütter und Schwiegermütter haben oft gute Ratschläge. Überdenken Sie die Ratschläge, bevor Sie sie rundweg ablehnen. Altbewährtes sollte nicht so einfach abgetan werden.

Dass Sie möglichst schon einige Zeit vor der Schwangerschaft mit dem Rauchen, Alkoholtrinken und anderen Suchtstoffen aufhören sollten, ist ja hinlänglich bekannt. Wenn Sie erst während der Schwangerschaft damit aufhören, bekommt das Kind die Auswirkungen des Entzugs voll mit. Dass das auf keinen Fall förderlich ist, muss wohl kaum erwähnt werden. Auch hierfür gibt es Hilfe. Das Buch *Klopf dich frei* bietet hervorragende Möglichkeiten, solche Probleme im Vorfeld zu lösen.

Auch exotische Auslandsaufenthalte sind meiner Meinung nach während der Schwangerschaft zu unterlassen. Eine vorherige Entschlackungskur führt zu besonders guten gesundheitlichen Ergebnissen.

Sollten Sie unsicher sein, holen Sie sich Rat und Hilfe bei einem Naturheilarzt oder Heilpraktiker. Wenn Sie allerdings der Meinung sind, die eine oder andere Zigarette oder Pille usw. werde schon nicht schaden, sind Sie vollkommen auf dem Holzweg.

Sie haben es in der Hand, was aus Ihrem Kind wird.

Ich bin der Meinung, dass Eltern die größten Verbrechen an ihren Kindern begehen, wenn sie nur an ihr eigenes Wohl und Vergnügen denken. Eltern zu werden bedeutet, die ganze Verantwortung für einen Menschen zu übernehmen, den man selbst in die Welt setzt. Das Kind wird ja nicht gefragt, ob es überhaupt in diese Welt gesetzt werden will.

Versuchen Sie sich von Menschen fernzuhalten, die Ihnen nicht gut tun, die Sie schädigen, ausnützen oder unterdrücken. Denken Sie immer an Ihr Kind: Auch Ihr Kind ist dem allem ausgesetzt.

Sie sollten einen zuversichtlichen Optimismus hinsichtlich Ihrer Mutterschaft entwickeln. Beschließen Sie, eine gute Mutter zu werden, denn eine gute Mutter ist man nicht automatisch, wenn man ein Kind bekommt. Mutter und Vater werden muss gelernt und eingeübt werden. Männer haben es dabei oft noch schwerer, da sie die Schwangerschaft nur von außen erleben und auch keinen Hormonveränderungen ausgesetzt sind.

Kinder brauchen Sicherheit, sie brauchen Eltern, auf die sie sich hundertprozentig verlassen können. Das beginnt mit dem ersten Tag der Schwangerschaft. Kommt ein Kind auf die Welt, ist es total hilflos, so hilflos, dass es keinen Tag ohne die Fürsorge seiner Eltern (oder anderer Menschen) überleben würde.

Malen Sie sich eine Situation aus, in der Sie absolut hilflos sind. Was empfinden Sie? Wie fühlen Sie sich? Vermutlich geht es Ihnen dabei nicht gut, und Sie möchten diese Gedanken schnell loswerden. Was kann also so ein hilfloses kleines Wesen tun während seines Heranwachsens im Mutterleib? Es baut Ängste auf, wenn es bereits im Mutterleib negative Erfahrungen macht.

Mit jedem Atemzug versorgen Sie Ihr Kind mit Sauerstoff. Mit jedem Bissen und jedem Schluck, den Sie zu sich nehmen, tragen Sie zu seinem Wachstum und Gedeihen bei – dazu, dass es gesund und leistungsfähig wird.

Das richtige Verhalten in der Schwangerschaft ist ganz leicht, kostet nicht viel und hat große positive Auswirkungen auf das Kind. Essen Sie in Maßen, essen Sie ausgewogen, viel Obst und Gemüse, vermeiden Sie raffinierte Lebensmittel sowie raffinierte und gehärtete Öle, trinken Sie stilles Wasser oder Kräutertee. Hören Sie zur Beruhigung und Entspannung für Sie selbst und für Ihr Kind klassische Musik.

Wenn Sie unter Schlafstörungen leiden, legen Sie sich ein Lavendelsäckchen unter Ihr Kopfkissen, und trinken Sie vor dem Schlafengehen einen leichten Johanniskrauttee. Bachblüten können ebenfalls hilfreich sein. Sind die Schlafstörungen beträchtlich, konsultieren Sie Ihren Arzt. Magnesiummangel kann auch zu Schlafstörungen führen.

Leichte entspannende Gymnastik vor dem Schlafengehen wirkt Wunder. Auch ein Abendspaziergang oder eine kleine Radtour sind für das Wohlbefinden und den Schlaf förderlich.

Gehen Sie immer möglichst zur gleichen Zeit ins Bett, dann stellt sich Ihr Körper besser auf das Schlafen ein.

Ein warmes Fußbad erleichtert das Einschlafen ebenfalls, besonders wenn Sie unter kalten Füßen leiten.

Vermeiden Sie am Abend Streitgespräche, die Sie aufwühlen, schauen Sie sich keine aufregenden Sendungen im Fernsehen an und beobachten Sie, welche Nahrungsmittel oder Getränke, die Sie am Abend verzehren, zu Schlafstörungen führen können.

Gelassenheit im Alltag fördert einen ruhigen, gesunden Schlaf.

Wie heißt es so treffend: »In einem gesunden Körper wohnt ein gesunder Geist.«

2. Stillen

Die Stillzeit ist genauso wichtig für das Baby wie die Zeit der Schwangerschaft, während der Embryo vom befruchteten Ei bis zum Kind heranwächst. Für Muttermilch gibt es keinen wirklichen Ersatz. Ist das Kind auf der Welt, geht die Entwicklung weiter. Damit das Kind vollends zu einem gesunden Menschen heranreifen kann, ist eine ausreichende Versorgung mit allen wichtigen Nährstoffen nötig. Tun Sie alles dafür, um Ihr Kind mit ausreichend Muttermilch versorgen zu können.

Essen und Trinken ist daher während der Stillzeit genauso wichtig wie während der Schwangerschaft.

Naturbelassene Nahrung, möglichst frei von Pestiziden und anderen Umweltgiften, trägt zu einer gesunden Muttermilch bei. Alle Stoffe, auch Gifte wie Alkohol, Nikotin, Drogen usw. werden über die Muttermilch vom Säugling aufgenommen.

Ein Mangel an Vitaminen, Mineralstoffen und Spurenelementen kann sowohl bei der stillenden Mutter als auch beim Säugling zu gesundheitlichen Problemen führen. Der tägliche Bedarf an Eisen beträgt bei Stillenden 20 bis 30 mg. Die Vitamine C und E, Folsäure sowie die Vitamine der B-Gruppe sind essenziell. Eisenhemmende Nahrungsmittel und Nahrungsbestandteile sind Kaffee, Tee, Kalzium und Phosphate. Milch und Joghurtprodukte, Softdrinks wie Cola usw. sollten zwei Stunden vor und nach dem Essen vermieden werden, da sie ebenfalls eine hemmende Wirkung auf die Aufnahme von Eisen haben.

Auch Lebensmittelunverträglichkeiten können die Aufnahmefähigkeit des Darmes für Spurenelemente wie Eisen herabsetzen und damit zu einer Fehlversorgung führen. Durch geeignete Eisenaufnahme aus Pflanzen kann Eisenmangel gut vermieden werden.

Bei Stressbelastungen kann man Bachblüten (Rock Rose Globuli) einnehmen. Sie helfen auch dabei, Krisensituationen besser zu bewältigen.

Mir fällt immer wieder auf, dass sich stillende Frauen während des Stillens nicht auf das Kind konzentrieren und nicht darauf achten, dass das Kind auch bequem im Arm liegt, die Brust gut erreichen kann usw. Vielmehr unterhalten sich viele Mütter nebenher lautstark, der Säugling wird beim Saugen sich selbst überlassen, oft wird nicht einmal das Handy beiseitegelegt.

Säuglinge brauchen unbedingt auch während des Stillens ausreichend Ruhe und die Mithilfe der Mutter, damit sie problemlos und stressfrei saugen können.

Hier trifft eine Aussage von Konfuzius besonders zu. Er wurde einmal gefragt, warum er so zufrieden und glücklich sei. Er sagte: »Wenn ich esse, esse ich, wenn ich trinke, trinke ich, wenn ich schlafe, schlafe ich, wenn ich bete, bete ich.« Nichts kann zum Wohle gereichen, wenn man sich nicht in Ruhe darauf konzentriert.

Das lautstarke Unterhalten lenkt das Kind von der Nahrungsaufnahme ab. Es trinkt zwar, aber nebenher hört es auf die Stimme der Mutter. Man braucht sich also nicht zu wundern, wenn das Kind zu hastig trinkt und zu viel Luft schluckt und dadurch nach dem Stillen Beschwerden bekommt.

Handeln Sie also in allem, was Sie tun, in Ruhe und Umsicht. Sie werden mit einem gesunden, zufriedenen, sich gut entwickelnden Kind belohnt.

3. Erziehung

Wenn Sie dieses Buch oder auch andere Bücher über Erziehung lesen, macht Sie das noch nicht zu einem Erziehungsexperten. Erziehung ist so vielschichtig wie die verschiedenen Charaktere von Kindern. Erziehung muss sich laufend an die Entwicklungsstufe und die Bedürfnisse der Kinder anpassen.

Ralph Waldo Emerson sagte: »Furcht besiegt mehr Menschen auf der Erde, als irgend etwas anderes auf der Welt. Oh, wie habe ich die bittere Wahrheit erfahren und ich bin dankbar, dass ich Menschen in meinem Leben traf, durch die ich die Furcht verloren habe. Wie viel glücklicher und freier ist man ohne Furcht und wie viel selbstbewusster kann man erzieherisch wirken.«

Haben Sie also keine Furcht, in der Erziehung zu versagen. Üben Sie sich im Zuhören, und schauen Sie genau hin. Im Grunde sagt und zeigt das Kind Ihnen auf, was es braucht, wie es geführt und gelenkt werden muss. Sensibilisieren Sie sich für seine Belange, das kommt Ihnen auch in der Partnerschaft und im Beruf zugute. Sprechen Sie alles an, was Sie bewegt; natürlich so, dass das Kind es auch versteht. Lernen Sie mit dem Kind zu wachsen.

Sie werden sehen, Kinder bereichern in jeder Hinsicht. Von Kindern können wir viel lernen. Lassen Sie das Kind zu Wort kommen, lernen Sie mit ihm zu kommunizieren. Kommunikationsfähigkeit stärkt das Selbstbewusstsein und ist in allen Bereichen des Lebens hilfreich.

Leider haben in diesem Punkt viele Erwachsene ein Defizit. Stellen Sie sich vor, dass es Ihnen nicht gut geht, zum Beispiel, weil Sie schlecht geträumt haben. Statt muffig zu sein, sollten Sie darüber sprechen, damit das Gegenüber verstehen kann, warum Sie gerade nicht gut drauf sind. Berichten Sie, weshalb Sie bedrückt sind oder schlechte Laune haben. Indem Sie darüber reden, löst sich das Problem in aller Regel schnell auf.

Erziehung fängt mit der ersten Minute der Geburt an. Ein Säugling weiß ja nicht, was er soll, was er darf, was er muss. Er hat nur seine Bedürfnisse im Sinn, und diese bestehen im Essen, Trinken und Schlafen, in Wärme und Geborgenheit. Vertrauen und Zuversicht hat er, so ist zu hoffen, bereits im Mutterleib erfahren.

Ohne diese angeborenen Bedürfnisse befriedigen zu können, würde der Säugling nicht überleben. Werden diese Bedürfnisse nicht befriedigt, schreit der Säugling. Das ist seine einzige Möglichkeit, auf seine Bedürfnisse aufmerksam zu machen. Je weniger diese Bedürfnisse befriedigt werden, desto häufiger ist der Säugling gezwungen zu schreien. Hat er erfahren, dass seine Bedürfnisse nicht regelmäßig oder ausreichend befriedigt wurden, wird er schreien, auch wenn seine Bedürfnisse befriedigt werden. Denn er kann sich durch die gemachte negative Erfahrung nicht vollkommen sicher sein, dass seine Bedürfnisse weiterhin regelmäßig befriedigt werden.

Es ist also nicht richtig, wie manchmal behauptet wird, dass man sein Kind ruhig schreien lassen solle, das kräftige die Stimme oder das sei halt ein Schreier. Wenn Sie in der Schwangerschaft alles richtig gemacht haben, wird das Kind nur schreien, wenn es wirklich Hilfe braucht, wenn es ihm nicht gut geht, wenn es Schmerzen hat, wenn es ihm zu kalt oder zu warm oder auch zu laut ist. Kleinkinder vertragen nicht viel Lärm. Deshalb ist es für mich unverständlich, wie manche Eltern mit ihrem Kleinkind Stätten mit viel Lärm besuchen können.

Stimmen Sie sich auf eine gemeinsame erzieherische Linie ein. Durch Nachgiebigkeit und Inkonsequenz verunsichern Sie das Kind. Sie erreichen damit nichts, was dem Kind wirklich nützt.

Was man im Leben erreicht, hängt davon ab, wie viel Einsatz es einem Wert ist. Ohne Eigeninitiative und einen gewissen gesunden Ehrgeiz erreicht man nichts im Leben. Dazu braucht man kein Geld, nur den Willen, das, was man tut, auch gut und richtig zu machen.

Sie sollten dieses Buch nicht nur lesen, um es dann wieder im Bücherregal zu verstauen. Es ist ein Buch zur Unterstützung im Umgang mit Kindern, mit Ihrem Kind! Es beruht auf der Erfahrung, die ich in meinem Beruf erlangte.

Erziehung ist kein Mysterium. Versuchen Sie nicht, irgendjemanden zu kopieren. Seien Sie sie selbst, horchen Sie in allem, was Sie tun, in sich hinein und erinnern Sie sich an Ihre eigene Kindheit. Dann werden Sie bald feststellen, dass vieles, was das Kind betrifft, auch Sie betroffen hat und oft heute noch betrifft, weil Sie noch immer an den Erziehungsfehlern Ihrer Eltern zu knabbern haben.

Viele seelische Verwundungen, die wir im Kindesalter erfahren haben, verheilen zwar mit der Zeit, aber die

Narben machen uns ein Leben lang zu schaffen. Falls Sie noch unter solchen Erziehungsfehlern leiden, holen Sie sich Hilfe. Auch mit dem Buch *Klopf dich frei* können Sie arbeiten, um Blockaden zu lösen und damit Sie an Ihrem Kind nicht die gleichen erzieherischen Fehler wiederholen.

Wer Konflikte verbal lösen kann, braucht keine Gewalt anzuwenden. Ein gut kommunizierender Mensch, der das, was ihn bedrückt und was er möchte, auch gut verständlich vermitteln kann, hat mehr Erfolg. Das gilt für alle Bereiche des Lebens. Wer nicht kommunizieren kann, seine Bedürfnisse nicht verbal verständlich machen kann, fühlt sich laufend unverstanden, missachtet und nicht anerkannt.

Erziehung braucht klare Ansagen, klare und zuverlässige Verbote, die auch kontrolliert werden, die nicht der Laune unterliegen, sondern Bestand haben und auch für das Kind erzieherischen Sinn machen. Kleine Kinder wollen ihre Eltern nicht ärgern, sie spiegeln nur das Verhalten der Eltern wieder.

Als ich mein Kind erwartete, war gerade die antiautoritäre Erziehung in Mode. Die Bücher, die ich damals las, vermittelten so unterschiedliche Ratschläge, dass ich immer verwirrter wurde. Ich hatte allerdings, wie schon erwähnt, berufsbedingt Erfahrung mit Kindern. Zudem habe ich mir darüber Gedanken gemacht, wie ich erzogen wurde. Das war eher ein Funktionieren-Müssen. Nun, es war eine andere Zeit, die Menschen hatten nach dem Krieg andere Sorgen. Man glaubte, durch Härte und Unterdrückung könne ein Kind zu einem guten und charakterstarken Menschen heranwachsen. Gott sei Dank sind diese Zeiten vorbei. Viele Menschen, die den gleichen erzieherischen Maßnahmen ausgesetzt waren, konnten sich daraus befreien, sich selbst erziehen und weiterentwickeln, was allerdings nicht heißt, dass in der Tiefe ihrer Seele nicht doch noch manch Unbearbeitetes liegt. Um Erziehungsschäden zu bewältigen, braucht es ein ganzes Erwachsenenleben.

Kinder und Erwachsene brauchen Herausforderungen, nicht zu viele und nicht zu wenige. Dann sind sie erfolgreich, zufrieden und voller Energie. Ein gewisses Maß an Stress ist sogar förderlich, doch sollte der Stress nicht in Erschöpfung ausarten. Gestresste Kinder sind schwerer zu erziehen, denn sie werden durch den Stress unzugänglich, sie hören nicht mehr hin, sie vertragen auch nicht zu viel Stress. Durch das Nicht-mehr-Zuhören versuchen sie sich zu entlasten, um so den Stress abzubauen. Wenn sich Eltern und Kinder gegenseitig stressen, ist es höchste Zeit, sich Hilfe zu holen, bevor der Stress unumkehrbare Schäden anrichtet.

Lob und Tadel sind Erziehungsmaßnahmen, die mit Bedacht und Sensibilität eingesetzt werden müssen. Zu wenig Lob ist genauso schlecht wie ein ungerechter Tadel oder ein übertriebenes Lob. Zu viel an Lob macht überheblich. Erfahren Kinder zu viel Lob bei Leistungen, die selbstverständlich sind, glauben sie, dass sie die Größten sind, dass sie alles wissen und können. Mit der Zeit vertragen sie keine Kritik mehr. Wenn nicht jeder sie lobt und ehrfürchtig vor ihnen auf die Knie geht, fühlen sie sich unverstanden. Das kann zu aggressiven Verhaltens führen.

Viele Arbeitgeber können ein Lied davon singen. Auszubildende verhalten sich oft in dieser Weise und beenden vorzeitig ihre Ausbildung oder den Studiengang. Sie sind es nämlich nicht gewohnt, dass irgendjemand an ihrem Tun und Handeln etwas auszusetzen hat. Sie kommen gar nicht erst auf die Idee, dass das Problem bei ihnen liegen könnte, denn sie haben ja bisher immer signalisiert bekommen, dass sie die Größten sind. Auch die geringe Belastbarkeit der jungen Menschen kann eine Folge dieser Erziehungsweise sein, wenn ihnen als Kinder alles abgenommen wurde und sie keine Verantwortung übernehmen mussten.

Für angeborene Fähigkeiten, etwa für Intelligenz und Schönheit, sollte das Kind nicht gelobt werden. Diese sind kein Verdienst des Kindes, es bedurfte auch keiner Leistung dafür. Fleiß, Ausdauer, Mitgefühl, Frustbewältigung, Hilfsbereitschaft und Verzicht müssen gelobt werden.

Viel Bitterkeit und Streit kann auch vermieden werden, wenn Sie vor der Geburt Ihres Kindes einen Plan aufstellen und gemeinsam mit Ihrem Partner an einem Strang ziehen. Nichts ist schlimmer für die Erziehung, als wenn die Eltern sich in Erziehungsfragen nicht einig sind. Das Kind nützt diese Situation für sich und spielt die Eltern gegeneinander aus.

Manchmal möchte man etwas ändern, weil man merkt, dass mit dem Kind so manches aus dem Ruder gelaufen ist, aber man weiß nicht wie und fühlt sich als Versager. Dadurch wird vieles verheimlicht oder schöngeredet. Dieses Buch kann Ihnen hier immer wieder Stütze sein. Alles hat seine Zeit. Verlangen Sie nicht zu viel von dem Kind, indem Sie meinen, ihm den Weltraum erklären zu müssen, wenn es noch nicht einmal weiß, was um es herum geschieht.

Allerdings ist Unterforderung auch gefährlich. Geben Sie dem Kind Aufgaben, die es gut bewältigen kann, und sagen Sie ihm, dass es manches leistet, was Sie entlastet und dass Sie daher mehr Zeit für seine Belange haben.

Binden Sie das Kind in Entscheidungen, die die Familie betreffen, mit ein, damit es sich als vollwertiges, ernst genommenes Mitglied der Familie fühlen kann und es sich nicht wie ein Fremder in der Familie fühlen muss. Werden Kinder nicht mit einbezogen, können sie das Gefühl bekommen, abseits zu stehen und nicht ernst genommen zu werden.

Machen Sie dem Kind aber auf keinen Fall Angst und überfrachten Sie es nicht. Kinder, die in der Familie bei Entscheidungen und Problemlösungen miteinbezogen werden, übernehmen Verantwortung und lernen gleichzeitig, ihre Probleme besser zu bewältigen. Viele Erziehungsprobleme entstehen auch durch die Unsicherheit der Eltern. Schon ab dem zweiten Lebensjahr kann man gewisse Dinge mit dem Kind besprechen, etwa Themen wie Gesundheit, Gefahren, Ernährung, Sorgen und Nöte. Dies sollte selbstverständlich dem Alter angepasst erfolgen.

Wenn mehrere Kinder im Haushalt aufwachsen, dürfen auf keinen Fall Unterschiede gemacht werden. Erziehen Sie Jungs und Mädchen gleich und bevorzugen Sie keines. Aus einer Bevorzugungserfahrung kann sich Hass auf das andere Geschlecht entwickeln, der bis zu kriminellen Handlungen führen kann.

Beachten Sie außerdem nur individuelle Vorlieben. Drängen Sie dem Jungen keine Autos zum Spielen auf, wenn er Autos nicht mag. Drängen Sie dem Mädchen keine Puppen auf, wenn es nicht mit Puppen spielen will.

In eine neue Partnerschaft muss das Kind unbedingt miteinbezogen werden und auch die Möglichkeit bekommen, den neuen Partner kennenzulernen, damit es sich vor der Bindung der Mutter oder des Vaters mit einem neuen Partner selbst ein Urteil bilden kann. Natürlich gibt es Kinder, die grundsätzlich, aus Opposition, gegen eine neue Partnerschaft sind. Hier muss dann der neue Partner in die Pflicht genommen werden, dass er sich dem Kind gegenüber auch als Partner verhält und ihm die gleiche Aufmerksamkeit schenkt wie dem erwachsenen Partner.

Wenn diese Voraussetzungen nicht gegeben sind, ist die neue Partnerschaft zum Scheitern verurteilt. Ich bin der Meinung, dass die Mutter und der Vater die Verpflichtung haben, auch in diesem Punkt auf die Belange und Bedürfnisse des Kindes einzugehen. Solange das Kind unselbstständig ist, muss es an erster Stelle stehen.

Manchmal haben Sie vielleicht den Eindruck, dass Sie gegen eine Wand reden. Nicht immer tragen die Erziehungsmaßnahmen sofort Früchte. Doch glauben Sie mir, irgendwann ernten Sie die Früchte einer guten wie einer schlechten Erziehung.

Es gibt Erziehungsmethoden, die sind wesentlich einfacher als die, die ich Ihnen hier aufzeige. So wird etwa manchmal empfohlen, dem Druck des Kindes immer nachzugeben oder es im Gegenteil so einzuschüchtern , dass es sich nichts traut und aus Angst vor Repressalien scheinbar brav verhält – bis es irgendwann aus ihm herausbricht und es zu einem unberechenbaren Verhalten kommt.

Es gibt viele Jugendliche, die mit ihrem Leben und der Gesellschaft nicht zurechtkommen. Machen Sie es dem Kind zu leicht und räumen Sie ihm alle Schwierigkeiten aus dem Weg, erziehen Sie es immer mehr zu Bequemlichkeit. Auch der Respekt vor den Eltern bleibt dann auf der Strecke. Jede Anforderung des Lebens wird als Last empfunden; bei jedem Fehlschlag wird die Schuld bei anderen gesucht.

Helikoptern Sie nicht, lehren Sie das Kind, Verantwortung für sich und sein Verhalten zu übernehmen. Es ist auch schädlich, wenn Eltern ihre Kinder jeden Tag bis vor die Schultür fahren. Wenn es der Schulweg zulässt, kann das Kind (je nach Alter) die wenigen Meter zur Schule auch selbst zu Fuß gehen. Wichtig ist hierbei eine Aufklärung über das Verhalten bei Gefahren und eventuellen Bedrohungen vor dem Alleingang in die Schule. Kinder müssen zur Selbstständigkeit erzogen werden, damit sie sich auch außerhalb der Familie verantwortungsvoll bewegen können.

Wenn Sie dem Kind keinen Freiraum lassen, kann es sich auch nicht frei entfalten. Es ist dann nicht in der Lage, eigene freie Gedanken zu entwickeln. Es wird abhängig und in gewisser Weise auch fordernd, denn alle Probleme, die es gibt, werden die Eltern schon lösen.

Eltern mit Einzelkindern neigen dazu, übervorsichtig zu sein, trauen ihren Kind nichts zu und sterben fast vor Angst, wenn es auf ein Klettergerüst steigt. Jeder Luftzug wird als Bedrohung empfunden usw. Sie ist die Prinzessin, er ist der Prinz, alle Wünsche werden erfüllt. Leider sind inzwischen viele Kinder so geprägt.

4. Nein sagen

Wenn Sie etwas nicht wollen, was Ihr Kind unbedingt haben will, sagen Sie nicht einfach »Nein«.

Hierzu ein Beispiel: Mein Kind wollte einmal ein kleines Matchboxauto, das er im Spielzeugladen gesehen hatte. Die Matchboxautos waren immer an der Kasse ausgestellt (sogenannte »Quengelware«).

Da mein Kind meiner Meinung nach genug Matchboxautos zum Spielen hatte, war ich nicht damit einverstanden, noch ein weiteres Auto zu kaufen. Außerdem betrachte ich Spielsachen als Geschenkartikel, die ich in aller Regel nur zu einem besonderen Anlass kaufte. In Ausnahmefällen, wenn ich ein ganz besonderes Spiel im Sinn hatte, das ich aus pädagogischen Gründen mit meinem Kind spielen wollte. Aber auch dann wurde das Spielzeug nicht einfach so gekauft, sondern das Spiel wurde zuvor besprochen, damit mein Kind wusste, warum und wofür wir in den Spielzeugladen gehen und es sich auf diesen Einkauf freuen konnte.

Im Fall des Matchboxautos gab es überhaupt keinen Anlass, dieses Auto zu kaufen. Ich fragte mein Kind, wozu er das Auto benötige (mein Sohn war gerade drei Jahre alt). Er gab mir diese und jene Erklärung zur Antwort. Ich fragte ihn: »Macht dich das Auto wirklich glücklich, wenn ich es dir kaufe?« Er meinte: »Ja, das Auto macht mich sehr glücklich.« Ich kaufte also das Auto, und wir gingen sofort nach Hause, damit er gleich mit dem Auto spielen konnte, das er ja so dringend brauchte.

Ich ließ meinen Sohn bewusst alleine mit seinem neuen Auto in seinem Zimmer. Es verging ungefähr eine halbe Stunde, dann kam er ohne Auto in die Küche. Ich fragte ihn nach seinem Auto, ob es ihn nicht mehr so glücklich mache. »Nein«, bekam ich zur Antwort. Da sagte ich: »Macht dich das Auto also doch nicht so glücklich, wie du dachtest.« Von da an wollte mein Sohn kein Spielzeug mehr außer der Reihe.

Ein weiteres Beispiel: Als mein Sohn ungefähr vier Jahre alt war, eröffnete in unserer Nähe ein Burger King. Er sah täglich Kinder mit einer Krone auf dem Kopf aus dem Lokal kommen. Diese Werbemasche zog natürlich auch bei meinem Sohn; er wollte unbedingt auch so eine Krone haben. Ich sagte nicht nein, obwohl ich persönlich überhaupt kein Freund von solchen Fast-Food-Restaurants bin. Diese Art von Nahrungsaufnahme hat meiner Meinung nach nichts mit Ernährung zu tun und untergräbt die Esskultur.

Essen und Trinken sind mit die wichtigsten Tätigkeiten, um unseren Körper fit und leistungsfähig zu erhalten. Daher sollte Essen und Trinken auch einen höheren Stellenwert einnehmen. Leider ist unsere moderne Gesellschaft oft anderer Meinung. Schnell, schnell soll es gehen, wenig Aufwand benötigen und billig sein – das ist leider oft die Realität.

Ich sagte zu meinem Sohn: »Natürlich gehen wir auch mal dorthin, damit du auch eine solche Krone bekommst.« Ich überlegte laut, wann das sein könnte. Wünsche sollten nicht sofort erfüllt werden, da Kinder sonst erstens keine Vorfreude erleben können, und zweitens sollten sie dazu erzogen werden, dass nicht jeder Wunsch sofort in Erfüllung zu gehen hat. Vorfreude ist bekanntlich die schönste Freude, und das kann ein Kind nur erleben, wenn auch Zeit dafür gelassen wird.

Ich kam mit ihm überein, dass wir in zwei Wochen an einem Montag zum Burger King gehen würden. Er freute sich sehr darauf, und jedes Mal freute er sich aufs Neue, wenn er ein Kind mit einer Krone sah, da er auch bald so eine bekommen würde. Natürlich fragte er immer wieder danach, wann nun endlich die zwei Wochen um seien, denn ein Kind hat im Alter von vier Jahren noch keine wirkliche Vorstellung, wie lange zwei Wochen sind.

Als der Tag da war, sagte ich ihm dies gleich nach dem Aufstehen. Er konnte es kaum erwarten, bis wir endlich zum Einkaufen und auf diesem Wege auch zum Burger King gehen würden. Wir waren an diesem frühen Vormittag alleine in dem großen Restaurant. Wir überlegten zusammen, was wir essen und trinken sollten, dank den Bildern konnte mein Sohn mitreden. Wir konnten uns jedoch nicht wirklich vorstellen, wie das Essen und die Getränke schmecken würden, also bestellten wir irgendetwas. Im Getränk war viel Eis, es war blaugrün, ungewohnt für mich und meinen Sohn. Das Essen war etwas undefinierbar, und so schmeckte es auch. Ich beobachtete, wie mein Sohn auf das Essen und das Getränk reagierte. Er schaute sich das Ganze kritisch an und fing dann an zu essen und zu trinken. An seinem Gesichtsausdruck merkte ich jedoch, dass ihm weder das Essen noch das Getränk schmeckten. Auch ich hatte meine liebe Not damit.

Als er die Hälfte gegessen hatte, fragt ich ihn: »Schmeckt dir das Essen?« Er sagte »Nein« und verzog dabei sein Gesicht. Ich gab ihm dann zu verstehen, dass es mir auch nicht schmeckte und machte ihm den Vorschlag, das Essen und Trinken einfach stehen zu lassen, da es weder schmeckte, noch erschien es mir gesund. Mein Sohn war froh, nicht weiter essen zu müssen. Er bekam die ersehnte Krone und ging glücklich mit mir nach Hause.

Von da an wollte er nie wieder in ein Fast-Food-Restaurant gehen, auch nicht später als Jugendlicher. Er war sich eben frischgekochtes Essen gewohnt.

Das Thema Cola tauchte auch auf, obwohl es bei uns zu Hause niemand trank. Eines Tages fragte er mich, ob er auch Cola bekomme, er muss auch so um die vier Jahre alt gewesen sein. Ich versprach ihm, beim nächsten Einkauf eine Flasche Cola zu kaufen, damit er probieren könne, ob und wie ihm die Cola schmecken würde. Ich kaufte also eine Familienflasche Cola, denn ich verfolgte ein bestimmtes Ziel damit. Zuhause angekommen, schenkte er sich ein Glas davon ein und trank es aus. Er fand das Getränk gut. Die Cola wurde in den Schrank gestellt, sodass er sich selbst leicht bedienen konnte. Im Stillen hoffte ich, dass er die Cola vergisst und sie dann nicht mehr schmeckt. Und so kam es auch. Zwei, drei Mal hat er sich Cola eingeschenkt und es dann vergessen. Nach ungefähr zwei Wochen fiel ihm die Cola wieder ein. Natürlich schmeckte das Getränk nun scheußlich, da es inzwischen warm und abgestanden war. Von da an wollte mein Sohn keine Cola mehr, und das blieb seine ganze Schulzeit über so. Später jedoch trank er, wenn er mit seinen Freunden unterwegs war, auch Cola, das war dann auch in Ordnung.

Haben Sie einmal »Nein« gesagt, müssen Sie unbedingt dabei bleiben, denn wenn das Kind bemerkt, dass es auf die eine oder andere Art das Nein umgehen kann, wird es das immer wieder versuchen. Ich habe oft erlebt, dass die Kinder in Geschrei und Gebrüll verfielen, wenn von den Eltern ein Verbot ausgesprochen wurde. Dies macht ganz deutlich, dass es bei den Eltern an Konsequenz mangelt.

Oft hab ich den Eindruck, die Eltern sagen Nein, nur um der Umgebung zu signalisieren: »Schaut her, ich lass nicht alles durch. Wenn ich es aber nicht sehe, dann kann ich nichts dafür, dass mein Kind das Nein nicht einhält.«

Das Nein-Sagen muss direkt nach der Geburt beginnen. Damit meine ich nicht das Wort »Nein« als solches, sondern konsequente Erziehung.

5. Stabilität in der Erziehung erreichen

Wie kann das funktionieren?

Aus Erfahrung weiß ich, dass Stabilität in der Erziehung mit die wichtigste Voraussetzung ist, damit sich ein Kind psychisch und physisch gesund entwickeln kann. Ein Hin und Her in der Erziehung ist nicht geeignet, um beim Kind Vertrauen und Zuversicht aufzubauen. Wenn in der Erziehung keine klaren Strukturen erkennbar sind, kann das Kind ihnen erzieherisch nicht folgen.

Denken Sie nur an sich selbst: Wenn Sie bei der Arbeit keine klaren Strukturen erkennen, Ihre Arbeit laufend mit neuen Verordnungen und Vorschriften belegt wird, einmal Hü, dann wieder Hott, löst das sicherlich Stress und Frust bei Ihnen aus, die Arbeit macht Ihnen keine Freude. Werden Änderungen im Arbeitsleben jedoch klar kommuniziert und verständlich gemacht, sodass kein Gefühl der Willkür aufkommen kann und Sie sich mit den Neuerungen identifizieren können, dann bleiben Sie vertrauensvoll, zuversichtlich und verantwortungsvoll bei Ihrer Arbeit.

Genau so geht es natürlich dem Kind.

Wie schon erwähnt: Wenn keine klaren Strukturen bei der Erziehung erkennbar sind, das Kind kein Vertrauen haben kann und die Zuversicht fehlt, wird es in der Erziehung immer wieder zu Schwierigkeiten und Problemen kommen. Diese können so weit gehen, dass das

Kind sich von Ihnen nichts mehr sagen lässt oder sich sogar ganz von Ihnen abwendet.

Diese Kinder sind dann aber auch nicht in der Lage, ihr Leben zu meistern. Sie geraten schnell auf die schiefe Bahn und schließen sich leicht Menschen an, die ihnen genau sagen, wo es lang geht, und seien diese Forderungen noch so extrem. Sie tun dann alles, um diese Strukturen nicht verlassen zu müssen, denn hier empfinden sie Sicherheit, auch wenn diese trügerisch ist. In ihre Familie wollen und können sie nicht zurück, wenn sich im Verhalten der Eltern nichts geändert hat. In dieser sogenannten Ersatzfamilie glauben sie, die Sicherheit zu bekommen, die für Heranwachsende essenziell ist.

Können die Eltern aus eigener Kraft keine Änderung herbeiführen, ist dringend über Hilfe von außen nachzudenken.

6. Eltern

»Eltern werden ist nicht schwer, Eltern sein dagegen sehr!«
Sprichwort

Viele Erziehungsfehler führen bei den Kindern zu einem Verhalten, das weder von den Eltern noch von der Gesellschaft gutgeheißen werden kann. Das hört sich übertrieben an. Wenn man jedoch sieht, mit welchen Problemen manche Kinder und Jugendliche belastet sind und was für ein Fehlverhalten sie oft an den Tag legen, zeigt sich uns, dass in der Erziehung so manches falsch läuft und gelaufen ist.

Wenn sich Eltern bewusst der Verantwortung stellen und auch an der Bewältigung ihrer eigenen Probleme arbeiten, dann werden sich die Erziehungsfehler nicht weiter fortsetzen. Das Buch *Klopf dich frei* eignet sich gut, um konsequent verschiedene Probleme zu bewältigen.

Eine dauerhafte, positive Ehe- und Familiengemeinschaft kann nur funktionieren, wenn außer Liebe, die natürlich sehr wichtig ist, Respekt und Vertrauen füreinander vorhanden sind. Ebenso notwendig ist die Zuverlässigkeit im Verhalten zueinander sowie Konsequenz. Mit diesen Voraussetzungen ist eine gute Erziehung möglich.

Werden Kinder von ihren Eltern laufend enttäuscht oder gedemütigt, misshandelt oder gar missbraucht, verzeihen und vergessen sie ihnen das nie. Fehlverhalten kann die

Folge sein. Kinder, die nicht von ihren Eltern enttäuscht, gedemütigt oder auf irgendeine Art misshandelt werden, können besser mit Enttäuschungen umgehen. Sie müssen andere nicht demütigen oder gar selbst gewalttätig werden.

Schieben Sie Verantwortung nicht ab, seien Sie selbstbestimmend. Nehmen Sie die Herausforderungen des Lebens an, dann können Sie im Alter auf ein erfülltes, glückliches Leben zurückblicken, und Ihre Kinder haben keinen Grund, sich von Ihnen abzuwenden.

Wir sollten nicht so sehr nach Reichtum, Ruhm und Unsterblichkeit streben.

Wer als Kind laufend Frust, Ärger, Demütigungen, Misshandlungen oder Missbrauch erfahren hat, kann kein glückliches Leben führen und auch kein Glück weitergeben. Stattdessen entwickeln viele Kinder im Erwachsenenalter Depressionen oder werden gewalttätig, da der Druck, von in der Kindheit erfahrenen und erlebten Problemen, immer noch auf ihnen lastet.

Die Menschen würden so viel glücklicher leben können, wenn dieser Teufelskreis, in dem viele stecken, unterbrochen würde. Die Ich-bezogene Spaßgesellschaft ist Gift für die Entwicklung eines zufriedenen, glücklichen Lebens. Auch Religion kann kaum ein Ersatz für falsche Erziehung sein. Rigide religiöse Erziehung, die mit Angst belegt ist, macht vielleicht gehorsame Kinder. Im Erwachsenenalter kann das zu einer Hinwendung zu radikalen Lebensformen führen, die Ihnen selbst fremd sind. Das ist auch ein Punkt, warum Erziehung so wichtig ist und ich mich veranlasst sah, dieses Buch zu schreiben.

7. Konsequenz

Konsequenz ist eine wichtige Erziehungsmaßnahme. Kinder merken sich jede Inkonsequenz und nützen sie voll aus. Spüren Kinder, dass sie mit Weinen, Nörgeln, Motzen und Schreien ihr Ziel erreichen, werden sie es immer wieder versuchen, selbst wenn es ihnen nur einmal gelungen ist.

Haben Sie als Eltern ein Verbot ausgesprochen, müssen Sie unbedingt das Verbot durchsetzen, auch wenn es Ihnen noch so schwerfällt, weil vielleicht gerade Besuch im Haus ist, Sie keine Lust auf eine Diskussion haben oder Sie mit dem Kind irgendwo im öffentlichen Raum unterwegs sind.

Gibt es jedoch einmal einen triftigen Grund, dass ein Verbot nicht durchgesetzt werden kann, dann gestatten Sie eine Ausnahme. Das muss dann aber auch klar und deutlich besprochen werden, damit das Kind die Ausnahme auch als solche erkennen kann und begreift, warum es jetzt, in diesem Fall, eine Ausnahme gibt.

Ausnahmen müssen aber auch Ausnahmen bleiben. Sonst besteht das Kind immer wieder darauf.

Konsequenz fängt schon vor der Geburt an. Ihre Konsequenz oder Inkonsequenz überträgt sich auf das Kind im Guten wie im Schlechten. Diese Erfahrungen speichern sich im Gehirn des Kindes ab und treten allmählich nach der Geburt wieder zutage. Sei es, indem das Kind durch das inkonsequente Verhalten physische oder psychische Probleme bekommt oder indem es Sie durch sein Verhalten immer wieder dazu bringt, von den gefassten Vorsätzen abzuweichen.

Fällt Ihnen Konsequenz schwer, suchen Sie sich Hilfe, entweder bei Ihrem Partner, in der Familie oder bei einem Therapeuten. Das Aufarbeiten solcher Probleme kommt Ihrem Kind und Ihnen in allen Lebenslagen zugute.

8. Ihr Kind weiß mehr!

Ihr Kind weiß mehr, als Sie sich vorstellen können.

Es hat neun Monate in engem Kontakt mit seiner Mutter verbracht. Jede Regung des Körpers, jede Veränderung durch Gedanken, Handlungen, Aufregungen, Ärger, Stress oder psychische Belastungen – all das bekommt das Kind ungeschönt und unverändert mit. Das Kind kennt seine Mutter in- und auswendig, im Grunde kann man ihm nichts vormachen.

Instinktiv weiß es, wie Sie ticken. Es weiß durch Erfahrung, welche Speisen, die Sie während der Schwangerschaft gegessen haben, ihm nicht bekommen sind. Nur leider kann sich das Baby im Vorfeld nicht dagegen wehren, es muss die Folgen tragen, wenn Sie etwas gegessen haben, was es nicht verträgt, zum Beispiel mit Blähungen, Bauchschmerzen usw.

Die gleichen körperlichen Probleme bekommt das Baby, wenn Sie während der Stillzeit Dinge essen, die es nicht verträgt. Eventuell ist es dann auch noch dem Ärger ausgesetzt, der ihm entgegengebracht wird, weil es die ganze Nacht vor Unwohlsein oder Schmerzen schreit.

Was bedeutet das für die Mutter, wenn sie weiß, dass sich ihr Verhalten so stark auf das Wohl des Kindes auswirkt? Mütter mit Selbstvertrauen, einer stabilen Beziehung und Rücksichtnahme auf das ungeborene Kind bringen ein ruhigeres, zufriedeneres und glücklicheres Baby zur Welt.

Auch die Verlässlichkeit der Eltern erfährt das Kind bereits im Mutterleib; das gilt umso mehr nach der Geburt. Denn ein Baby ist hilflos und bei allen seinen Bedürfnissen davon abhängig, dass diese Bedürfnisse befriedigt werden.

Forscher vermuten, dass das Lernen schon im Mutterleib beginnt. Das Kind lernt bereits vor der Geburt die Muttersprache. Man hat herausgefunden, dass Babys aus China und Kamerun anders weinen als etwa Babys aus Deutschland.

Die Stimme der Mutter prägt die Stimme des Kindes. Ebenso prägt, im großen Maße, das Verhalten der Mutter das Verhalten des Babys. Also ist eine positive Prägung im Mutterleib eine Voraussetzung, um dem Kind und der Mutter viel Aufregung und Stress zu ersparen.

9. Hektik im Alltag

Die Hektik, in der so viele Eltern gefangen sind, entsteht zum Teil aus der Angst heraus, sie könnten irgendetwas in ihrem Leben versäumen oder nicht erreichen. Oft wissen sie allerdings nicht genau, was sie versäumen oder nicht erreichen könnten.

Was wir wirklich versäumen, ist, im Hier und Jetzt zu leben und damit zufrieden zu sein, was wir haben, statt uns laufend damit zu beschäftigen, was wir nicht haben oder nicht erreichen können. Jedem und allem sind Grenzen gesetzt. Jeder Augenblick im Leben ist unwiederbringlich verloren, wenn er vorbei ist. Jeder Augenblick ist ein Teil der Lebenszeit.

Sie haben sich für ein Kind entschieden, also akzeptieren Sie ihre Entscheidung, wenn auch nicht alles so verläuft, wie Sie sich das vorgestellt haben. Wer seine Entscheidungen nicht annehmen kann, nimmt sich selbst nicht an und akzeptiert auch keine Fehler. Sich selbst nicht annehmen heißt, sich nicht zu lieben. Wer sich nicht selbst lieben kann, kann meist auch andere nicht wirklich lieben. Ohne Liebe entwickeln wir Frust, werden neidisch, unzufrieden, ungerecht usw.

Die Entscheidung für ein Kind kann und darf nie ein Fehler sein. Kinder bereichern, Kinder sind wichtig, Kinder bringen Leben und ein erweitertes Wir-Gefühl, Kinder können Hoffnung und Zuversicht stärken.

Viele Eltern behaupten, dass sie nie Probleme mit ihrem

Kind haben und beschreiben alles in den schönsten Farben. Das sollte Sie misstrauisch machen.

Ich hatte auch mal so eine Bekannte, die mir immer voll Stolz und Inbrunst erzählte, dass ihr Sohn überhaupt keine Probleme beim Lernen mache. Wenn er nach Hause komme, mache er sofort und fehlerfrei seine Hausaufgaben. Ich habe das natürlich geglaubt, aber mit der Zeit kamen mir doch Zweifel. Zu guter Letzt hat mein Sohn das Abitur gemacht, ihr Sohn mit Ach und Krach die mittlere Reife.

Damit will ich nicht sagen, dass die mittlere Reife etwas Negatives ist. Aber diese Erfahrung hat mir gezeigt, dass manche Mütter oder Eltern alles durch eine rosarote Brille betrachten, was ihre Sprösslinge angeht.

Sie sehen, man kann auch durch andere Menschen in Panik und Hektik versetzt werden. Bleiben Sie selbstsicher, überdenken Sie Ihr Tun und Handeln. Sollten Sie unsicher sein und das Buch nicht alle Fragen, die Sie haben, beantworten, holen Sie sich weitere Hilfe.

Meines Erachtens liegt das größte Glück in der Familie. Man muss allerdings daran arbeiten. Versuchen Sie im Rahmen Ihrer Möglichkeiten zu agieren und streben Sie nicht nach Dingen die nicht erreichbar sind. Dann geraten Sie auch nicht so leicht in Hektik und Stress.

Es muss auch nicht immer schneller, höher, weiter sein. Hektik und Stress vergiften die Familienatmosphäre, und in einer vergifteten Atmosphäre kann sich ein Kind nicht gesund entwickeln. Auch bei Ihnen als Eltern bleibt dann so manches auf der Strecke.

10. Verantwortung

Die Einsicht, dass auch Kinder für sich und andere verantwortlich sind, wird oft nicht verstanden; ebenso wenig, dass das frühzeitig erzieherisch zu vermitteln ist. Bei Einzelkindern ist das noch viel wichtiger, da sie nicht die Möglichkeit haben, durch Geschwister diese Erfahrungen zu machen. Ein Kind muss verstehen lernen, dass es ein eigenständiges Wesen ist und dass es auch für sich mitverantwortlich ist.

Ich habe die Erfahrung gemacht, dass viele Kinder bei allem, was passiert, die Schuld bei anderen suchen. Dass sie sich nicht im Geringsten vorstellen können, dass auch sie Schuld haben können und vieles durch sie selbst verändert und verbessert werden kann.

Ich habe zum Beispiel Kinder, die noch im Alter von vier oder fünf Jahren Bettnässer waren, gefragt, was sie glauben, wer ihnen helfen könne, dass sie ihr Bett nicht mehr einnässen. Durchweg bekam ich die Antwort: »Mama« oder »der Doktor«.

Den Kindern habe ich erklärt, dass die Blase, in der das Pipi ist, *ihre* Blase ist und nicht die Blase der Mama oder des Doktors. Deshalb könnten auch nur sie selbst sich vom Bettnässen befreien. Ich sagte ihnen, dass sie in sich hineinhören müssen, damit ihre Blase ihnen auch in der Nacht beim Schlafen signalisieren kann, dass sie voll ist und auf der Toilette geleert werden möchte. Alle diese Kinder waren nach kurzer Zeit trocken und hatten auch keinen Rückfall mehr.

Je mehr Sie dem Kind zutrauen, etwas selbst zu machen, ohne immer sofort dazwischen zu gehen, wenn es nicht so klappt, wie Sie sich das vorstellen, je mehr Verantwortung Sie ihm übertragen, desto leichter entwickelt sich sein positives, verantwortliches Denken und Handeln.

Das Kind traut sich mehr zu und hat Freude, sich immer wieder an neue Herausforderungen zu wagen, es wird kreativ und selbstsicher und übernimmt gerne Verantwortung.

Ein verwöhntes Kind, das nichts selbst machen muss, das keine Verantwortung für sein Tun und Handeln übernehmen muss, wird ganz und gar von Ihnen abhängig bleiben, denn es hat erfahren, dass es eigentlich nichts alleine kann und dass es daher auch für nichts verantwortlich zu machen ist.

Verwöhnte und faule Kinder werden nicht geboren, sie werden durch ihre Eltern zu verwöhnten, respektlosen, faulen, anspruchsvollen, unselbstständigen und bequemen Kindern erzogen.

Stellen Sie klare, verständliche Regeln auf und achten Sie darauf, dass diese auch eingehalten werden.

11. Achtsamkeit und soziales Verhalten

Achtsamkeit, ein soziales Verhalten und ein heilsamer Umgang mit sich selbst sind Voraussetzungen, um das Bewusstsein zu stärken, was in uns und um uns herum geschieht, während es geschieht.

Wenn wieder mehr auf Körperwahrnehmungen wie Gefühle, Gedanken und aktuelle Befindlichkeiten geachtet werden würde, könnten gesundheitsschädliche Faktoren früher erkannt und besser und leichter behoben werden, als wenn der Körper mit massiven Beschwerden reagiert.

Säuglinge haben noch diese Fähigkeit. Sie machen sich lautstark bemerkbar, wenn sie schon ein leichtes Unwohlsein verspüren. Leider gehen diese natürlichen Instinkte mit der Zeit verloren, weil oft das Vergnügen oder Süchte im Vordergrund stehen. Bei Kindern kann man das Bewusstsein der Achtsamkeit sowie soziales Verhalten stärken und fördern.

Man muss oft wieder lernen, in sich hineinzuhören und nicht nur das Gehirn, sondern auch das Bauchgefühl zu befragen, was einem wirklich gut tut und was nicht. Auch manche Menschen tun uns nicht gut. Diese sollte man, so weit es geht, meiden, denn diese Menschen können physische und psychische Probleme auslösen.

Selbstwahrnehmung versetzt uns in die Lage, Auslöser für Unwohlsein und Krankheiten zu vermeiden, indem wir beim Nachspüren bemerken, was wirklich fehlt.

Auch Medikamente sind nicht immer zuträglich. Wer mehr auf sich selbst achtet, achtet auch mehr auf das Wohlergehen seiner Familie und seiner Freunde.

Selbstachtung, wenn man sie auch seinen Kindern vermittelt, schafft die beste Voraussetzung für eine gesunde Entwicklung des Kindes und ein soziales Miteinander. Krankheit kann allerdings auch dazu beitragen, alles dafür zu tun, um durch Achtsamkeit und Eigenverantwortung wieder ins Gleichgewicht zu kommen.

Viele Menschen leben gedanklich nicht in der Gegenwart. Ältere leben oft in der Vergangenheit, Jüngere in der Zukunft. So verlieren sie an Bodenhaftung und Halt.

Achten Sie darauf, wie Ihr Körper funktioniert und wie der Körper des Kindes funktioniert. Machen Sie sich über körperliche und seelische Bedürfnisse Gedanken, dann sind Sie auf dem richtigen Weg. Wenn Sie Unterstützung brauchen, um Achtsamkeit zu lernen, finden Sie verschiedene Angebote.

12. Psyche des Kindes

Körper und Seele sind eine Einheit, sie lassen sich nicht voneinander trennen. Dass unsere Psyche Auswirkungen auf unser körperliches Wohlbefinden hat, ist unumstritten.

Wenn Sie zum Beispiel von Ihrem Mann oder Lebenspartner gesagt bekommen, »Ich verlasse dich«, wie fühlen Sie sich dann? Neben Trauer oder Wut spüren Sie vielleicht plötzlich Angst, Übelkeit, Kopfschmerzen und andere Beschwerden. Die Auswirkungen auf die Psyche machen sich hier in Form von psychosomatischen Beschwerden direkt bemerkbar. Sie können sich also sehr gut vorstellen, dass Ihr Kind die gleichen Beschwerden entwickelt, wenn Sie ihm in irgendeiner Form drohen oder es erpressen.

Der psychische Druck, mit dem Eltern auf Kinder einwirken können, kann verschiedene Ausprägungen haben. Das Nicht-geliebt-Werden, das Vernachlässigen von Bedürfnissen, das Transferieren von eigenen Unzulänglichkeiten auf das Kind und anderes psychisch belastendes Verhalten kann der Entwicklung einer gesunden Psyche nicht förderlich sein. Psychischer Druck und Belastungen aus der Kindheit begleiten einen Menschen sein Leben lang und führen oft zu einem negativen Erscheinungsbild. Verhalten Sie sich Ihrem Kind gegenüber so, wie Sie sich wünschen, dass man sich Ihnen gegenüber verhält.

Manche Kinder entwickeln auch psychische Probleme, weil sie sich für Schwierigkeiten in der Familie verantwortlich fühlen (zum Beispiel Scheidung, Streit, finanzielle Sorgen). Sie glauben, sie seien der Grund für diese Schwierigkeiten. Wie schon beschrieben, ist es daher sehr wichtig, mit dem Kind zu kommunizieren und es in Entscheidungen miteinzubinden.

Psychische Gesundheit ist genauso wichtig wie körperliche Gesundheit.

13. Angst

Angst ist eine sehr wichtige Gefühlsregung des Menschen. Ohne Angst würden wir Gefahren oft nicht als solche erkennen oder sie zu gering einschätzen. Daher darf Angst nicht unterdrückt werden, indem Kindern zum Beispiel gesagt wird »Stell dich nicht so an«, »Mach das Licht aus, hier gibt es keine Geister« usw.

Kinder müssen Angstbewältigung erst lernen. Für sie ist alles fremd, sie wissen instinktiv, dass sie hilflos und allem Unbill schutzlos ausgeliefert sind.

Weint oder schreit das Kind, wenn das Licht gelöscht wird, dann kann das zwei Gründe haben: Erstens, es weiß, Sie gehen jetzt aus dem Zimmer, es weiß aber nicht, wohin Sie gehen. Zweitens, es fürchtet sich im Dunkeln.

Gehen Sie auf das Weinen oder Schreien ein. Denken Sie nicht, es wird sich schon wieder beruhigen, denn damit erreichen Sie nur, dass das Kind jeden Abend Angst vor der Schlafenszeit hat. Wenn das Kind zu Bett gebracht wird, ist eine ruhige Atmosphäre zu schaffen. Sagen Sie ihm, was Sie anschließend tun werden und dass auch Sie bald ins Bett gehen. Das Kind versteht Sie, auch wenn es noch nicht antworten kann.

Kinder kennen ihre Mutter schon lange und erkennen vieles aus der Stimmlage heraus. Sagen Sie ihm, dass es jetzt in sein kuscheliges Bettchen darf und Sie über seinen Schlaf wachen, auch wenn Sie nicht in seinem Zimmer sind.

Tauchen angstbeladene Situationen in der Familie oder außerhalb auf, die das Kind ängstigen, erklären Sie ihm altersgerecht, was hinter der Situation steckt und was Sie oder man dagegen tun kann, um das angstmachende Problem abzuwenden oder zu entschärfen. Damit zeigen Sie ihm einen Weg auf, aus einer Angstsituation herauszukommen und wie es sich auch später in solchen Situationen verhalten kann.

Negative Gedanken schwächen den Körper, machen krank und erzeugen immer noch mehr Angst, sogar Depressionen.

Kindern sollte man nie Angst machen, auch nicht im Spaß.

Wie schon erwähnt, helfen Vertrauen und Zuversicht, Ängste erst gar nicht aufkommen zu lassen.

14. Zuversicht

Zuversicht kann gelernt werden. In jedem Kind steckt die Fähigkeit, einen gesunden Optimismus zu entwickeln, um auch guten Mutes in die Zukunft zu blicken.

Es gibt Kinder, die immer nach vorne stürmen, keinen Bahnhof kennen, sich fast alles zutrauen. Auf solche Kinder schauen Eltern mit Stolz, jedoch begleitet sie auch immer die Angst, dass sich das Kind zu viel zutrauen können. Bremsen Sie es in seinem Tatendrang nicht, indem Sie es ständig ermahnen: »Pass auf, dass du nicht fällst, du könntest dir wehtun« usw.

Wenn das Kind das Klettergerüst mal wieder außerhalb der Sicherung benutzt hat, können Sie ihm vorführen und erklären, was bei diesem Leichtsinn hätte passieren können.

Klar, dass man zuerst mal glaubt, dass diese Kinder im Vorteil sind. Doch wenn man bedenkt, welche Ängste ausgestanden werden müssen, wenn die Kinder die Gefahren nicht erkennen können … Manchmal ist das sogar ein Spiel, das das Kind mit seinen Eltern spielt. Es freut sich, wenn die Eltern in Angst und Schrecken geraten. Ein Grund dafür kann sein, dass es bei unspektakulären Dingen, die es unternimmt, zu wenig Aufmerksamkeit bekommt und es auf diese Weise Aufmerksamkeit bekommen will. Es kann natürlich auch sein, dass es einen unbändigen Bewegungsdrang hat. Den können Sie jedoch kanalisieren, indem Sie mit ihm

Wettrennen veranstalten, Ballspiele unternehmen oder es in einem Turnverein anmelden usw.

Loben Sie das Kind, wenn es einen Kletterparcours mit Umsicht und Geschicklichkeit überwunden hat. Sagen Sie ihm z.B.: »Über dieses Gerüst bist du aber prima geklettert und hast an der Stelle, wo es etwas schwierig war, gut aufgepasst und dich gut festgehalten, damit du nicht abgestürzt bist. Ich bin stolz auf dich. Ich sehe, dass ich mich auf dich verlassen kann, dass du bei gefährlichen und schwierigen Stellen auf dem Klettergerüst besonders gut aufpasst.«

Haben Sie dagegen ein ängstliches, unsicheres Kind, das sich wenig zutraut, zwingen Sie es nie zum Klettern, wenn es ihm Angst macht. Suchen Sie ein Klettergerüst aus, das sehr sicher und nicht zu hoch ist, klettern Sie vor und sprechen Sie laut vor sich hin, wie und wo Sie sich festhalten und an welchen Stellen Sie gut aufpassen müssen, damit nichts passiert. Wenn sich das Kind die Gefahrenstellen eingeprägt hat und auch weiß, wie und wo es sich festhalten muss und kann, klettert das Kind dann irgendwann hinter Ihnen her.

Angst ist ein guter Schutzengel, aber nur, wenn sie einen vor einer Gefahr bewahrt. Wer keine Angst hat, wird tollkühn, probiert alles mögliche Gefährliche aus, vielleicht auch, weil er oder sie erleben will, richtig Angst zu haben, weil das Erleben eines Adrenalinkicks begeistern kann.

Ein Adrenalinkick kann auch durch interessante Spiele, wo es auf Geschicklichkeit, Geschwindigkeit oder schnelles Denken und Handeln ankommt, erfahren werden.

Angstbewältigung ist wichtig. Wer sich laufend ängstigt, wird zaghaft, tut sich schwer beim Treffen von Entscheidungen und steht sich manchmal selbst im Weg.

Zeigen Sie dem Kind die schönen Dinge, an denen man sich erfreuen kann, wie schönes Wetter, ein gutes Essen, eine schöne Blume, ein freundliches Lächeln usw. Man muss aber auch nicht alles schönreden. Machen Sie es auch vorsichtig auf Negatives aufmerksam.

Bei Traurigkeit oder Unzufriedenheit hilft es dann, sich an Dinge zu erinnern, die schön und gut sind. Das verschafft ein gutes Gefühl und stärkt das Selbstvertrauen und die Zuversicht, dass auf Regen auch wieder Sonnenschein folgt.

Auch Dankbarkeit verhilft zu innerer Stärke und führt dazu, dass man nicht gleich entmutigt ist, wenn etwas nicht so läuft, wie man sich das vorgestellt hat.

Bedanken Sie sich bei Ihrem Kind, wenn es Ihnen geschickt zur Hand gegangen ist oder Ihnen sonst irgendwelche Freude bereitet hat. Dadurch macht es die Erfahrung, dass nicht alles selbstverständlich ist, dass man durch Zuversicht und Dankbarkeit zum Erfolg kommen kann.

Wer dankbar ist, ist mäßig und verlangt von sich und anderen nicht das Unmögliche, sondern schätzt seine eigenen Möglichkeiten zuversichtlich ein.

15. Sicherheit – Vertrauen

Kinder brauchen Sicherheit. Sie brauchen Eltern und Großeltern, auf die sie sich wirklich verlassen können.

Der Embryo kann bereits im Mutterleib Sicherheit und Verlässlichkeit erfahren. Ihr Verhalten prägt das Verhalten des Kindes. Wenn ein Kind auf die Welt kommt, ist es total hilflos. So hilflos, dass es keinen Tag ohne die Fürsorge der Eltern oder einer anderen Person überleben würde.

Malen Sie sich einmal eine Situation aus, in der Sie absolut hilflos sind. Was empfinden Sie dabei? Wie würden Sie sich fühlen? Ich denke, es ginge Ihnen dabei nicht gut, und Sie möchten diese Situation bestimmt so schnell wie möglich verlassen.

Was kann also ein so kleines hilfloses Wesen tun, wenn es kein Vertrauen haben kann? Schreien, schreien und nochmals schreien! Schreien sichert ihm nämlich in den meisten Fällen das Überleben. Hat ein Kind schon im Mutterleib erfahren, dass es uneingeschränktes Vertrauen zu seinen Eltern haben kann, hat es keinen Grund, deshalb zu schreien.

Ich bin der Überzeugung, dass Schreier nicht gezeugt werden, sie entwickeln sich durch Erfahrung. Kinder haben eine innere Uhr, sie melden sich immer zur gleichen Zeit. Macht das Kind die Erfahrung, dass es immer zu einer bestimmten Zeit gestillt oder gefüttert wird, verlässt es sich darauf und braucht nicht zu schreien.

Das Gleiche gilt für das Windelwechseln und den Schlaf-Wach-Rhythmus.

Ich bin der Meinung, dass man Kleinkinder fremden Menschen nicht ohne weiteres anvertrauen sollte. Kinder müssen die Möglichkeit haben, den Menschen zuerst kennenzulernen, um Vertrauen fassen zu können und sicherzugehen, dass seine Bedürfnisse auch bei diesem Menschen erfüllt werden. Da auch die Trennung von der Mutter für ein Kleinkind problematisch ist, sollte eine Fremdbetreuung nicht abrupt geschehen.

Müssen Sie als Mutter außer Haus und überlassen Sie den Säugling oder das Kleinkind Ihrem Mann, den Großeltern oder Geschwistern, dann sagen sie dem Kind, wer in der Zwischenzeit für es da ist, damit es sich auf die Person einstellen kann. Sagen sie ihm auch, wann Sie wieder zurückkommen und halten Sie sich genau an die Zeit. Glauben Sie nicht, das Kind merke es nicht, wenn Sie eine Stunde oder mehrere Stunden später heimkommen. Hat Ihr Kind erst einmal erfahren, dass es sich nicht darauf verlassen kann, dass Sie pünktlich wieder zurückkommen, vertraut es Ihnen nicht mehr und hat immer Probleme damit, wenn Sie weggehen.

Zu einem sicheren Umgang mit Säuglingen und Kleinkindern gehört auch Erfahrung. Ich versuche Ihnen in verschiedenen Bereichen Hilfestellung zu geben. Man sollte den Rat von Vertrauenspersonen nicht sofort in den Wind schlagen, bevor man darüber nachgedacht hat, ob der Rat nicht doch hilfreich sein kann.

16. Gedanken

Wie wir uns fühlen und was wir denken, beeinflusst unsere körperliche und seelische Gesundheit. Ich bin davon überzeugt, dass die Gedanken auch unser kognitives, soziales und erfolgloses oder erfolgreiches Leben steuern, lenken und beeinflussen. Eine positive Lebenshaltung unterstützt unseren Organismus bei seinem gesunden, kraftvollen Gedeihen auf allen Ebenen, auch im Umgang mit Kindern.

Leidet die Seele, schwächt das auch unseren Körper. Das gilt besonders in der Schwangerschaft. Sind Sie während der Schwangerschaft Stress, Trauer und anderen negativen Einflüssen ausgesetzt, werden diese Gefühle auch auf das ungeborene Kind übertragen. Schon im Mutterleib kann das körperliche und seelische Gleichgewicht eines Kindes gestört werden.

In einer Studienreihe des schottischen Mediziners Tom wurde belegt, dass die körperliche Gesundheit des Kindes bereits durch leichte seelische Probleme negativ in Mitleidenschaft gezogen werden kann.

Angst-, Neid- und Unzufriedenheitsbewältigung und eine positive Streitkultur, auch während der Schwangerschaft, verhelfen Ihnen und Ihrem Kind zu einer glücklichen Schwangerschaft und fördern ein gesundes Heranwachsen des Kindes.

Sollten Sie in der Schwangerschaft fortwährend unter Stress stehen, Angstzustände haben oder Trauer bewältigen müssen, suchen Sie sich sofort Hilfe. Autogenes Training, Thymusklopfen, Yoga und andere Entspannungstechniken können hilfreich sein. Auch das von mir immer wieder erwähnte Buch *Klopf dich frei* kann eine große Hilfe bieten.

Ein Gedanke ist nicht zu Ende, wenn Sie ihn zu Ende gedacht haben. Er trifft immer irgendwo auf, im Guten wie im Schlechten; so wie Schall immer irgendwo auftrifft. Insbesondere trifft das auf Ihr ungeborenes Kind zu.

Nach der Geburt zeigt sich, wie gesund und zufrieden das Kind, Ihr Kind, ist.

17. Dankbarkeit

Wer in früher Jugend Dankbarkeit übt, wird ein erfülltes Leben in Zufriedenheit, Glück und Erfolg führen können.

Dankbarkeit kann jeder lernen. Leider ist das Dankbarsein sehr oft entweder verlorengegangen oder wurde nicht vermittelt. Vieles ist inzwischen selbstverständlich geworden, weil es ohne Anstrengung erreichbar ist, Wünsche sofort erfüllt werden und sich eine Kultur entwickelt hat, nach dem Motto: »Mir steht das zu!« So wird Dankbarkeit leider in vielem nicht mehr für notwendig erachtet. In unserer schnelllebigen, ich-bezogenen Zeit bleibt so Manches auf der Strecke.

Dankbarkeit erfüllt das Leben mit Freude. Wer dankbar ist, erkennt den Wert von Gesten, Worten, Dingen und Taten, seien sie auf den ersten Blick auch noch so unbedeutend. Aus kleinsten Partikeln entsteht oft Großes, das gilt auch für Dankbarkeit. Kleine Dankbarkeiten fügen sich oft zu großen.

Bedanken Sie sich bei Ihrem Kind, auch für kleine Dinge und kleine Handreichungen. Sagen Sie etwas Nettes, wenn es trotz Unmut eine Sache zu Ende bringt oder Ihnen vielleicht vom Spaziergang eine Kleinigkeit aus der Natur mitbringt. Das Kind erfährt so Dankbarkeit und lernt Wertschätzung. Lob oder Dankbarkeit können Sie zum Beispiel so ausdrücken, indem Sie sagen: »Ich danke dir, dass du mich bei der oder jener Tätigkeiten unterstützt hast«, oder »… dass du bei dem Spaziergang mit dem Papa an mich gedacht hast«, oder »… dass du mir beim Aufräumen geholfen hast, obwohl du lieber die Sendung im Fernsehen gesehen hättest« usw.

Um zufrieden und glücklich zu sein und das Leben genießen zu können, ist Dankbarkeit eine notwendige Voraussetzung.

Wer dankbar ist, kann auch vergeben, etwa wenn Sie durch Dinge oder Handlungen belastet sind, die Sie durch Menschen erfahren haben. Durch Vergebung kann die Last von Ihnen genommen werden. Das Herumtragen von Lasten bedeutet auch, dass Sie Ihren Körper und Ihre Seele ständig belasten. Damit belasten Sie aber auch Ihre Familie sowie Ihr gesamtes Tun und Handeln.

Also vergeben Sie und lehren Sie Ihr Kind, in Dankbarkeit zu vergeben.

18. Positives Denken

Positives Denken ist in aller Munde. Doch wie kommt man zum positivem Denken? Yoga und autogenes Training sind mögliche Wege. Wie alles im Leben, kann auch positives Denken erlernt werden.

Wer positiv ist und positiv denkt, wird nicht so leicht krank. Das Immunsystem reagiert positiv auf Lachen; Lachen macht fröhlich, überlebensfähig und zuversichtlich.

Forscher haben herausgefunden, dass positives Denken ein längeres, gesünderes Leben ermöglicht. Das Buch *Klopf dich frei* kann hier zum Einsatz kommen, um Blockaden zu lösen, die uns am positiven Denken behindern.

Wenn wir uns schlecht, schwach und hilflos fühlen, lassen wir den Kopf hängen. Das bedeutet auch, dass unser Immunsystem und unser Stoffwechsel schwächeln. Nehmen wir jedoch bewusst die innere und äußere Haltung wahr, führt das zu einer Stärkung des ganzen Organismus, wir fühlen uns stark, gesund, sicher und selbstbewusst.

Ich habe einmal den Satz gehört: »Wer laufend ängstlich und geduckt durchs Leben geht, wird leicht zum Opfer.« Das ist so im wahrsten Sinne des Wortes. Zeigen Sie also Haltung nach innen und nach außen, widersetzen Sie sich Manipulationen und Unterdrückung.

Gedanken sind nicht Schall und Rauch, wie man landläufig hört. Gedanken lösen so manches in uns und in unserem Umfeld aus. Auch das Sprichwort »Glaube versetzt Berge« hat einen realen Hintergrund. Wer gedanklich nicht bei sich und seinen Tätigkeiten ist, verliert den Glauben, seine Ziele erreichen zu können. Wer an sich zweifelt, überträgt den Zweifel auf seine Umgebung und natürlich auch auf seine Kinder. Wer an sich zweifelt, verhindert den Blick auf die eigenen Stärken. Wer seine Stärken nicht kennt und einsetzen kann, kann auch seine Schwächen nicht besiegen.

Alle diese Fähigkeiten benötigen auch Ihre Kinder, um ihr Leben positiv zu meistern.

19. Glück

Wie viele Menschen könnten glücklicher leben, wenn ihre Erziehung anders verlaufen wäre. Wie viele Eltern könnten glücklicher leben, wenn sie anders erzogen hätten.

»Wahre Liebe«, schreibt der Apostel Johannes, »überwindet die Furcht.«

Sie lieben Ihr Kind? Überwinden Sie die Furcht, in der Erziehung des Kindes zu versagen. Die Schwangerschaftszeit gibt Ihnen die Möglichkeit, sich auf die Geburt des Kindes vorzubereiten, nicht nur durch das Einrichten des Kinderzimmers usw., sondern auch in physischen und psychischen Belangen.

Sprechen Sie mit dem Herzen, denn »das Herz hat Gründe, die der Verstand nicht kennt« (Pascal). Sprechen Sie mit dem Kind schon im Mutterleib, sagen Sie ihm zum Beispiel, dass Sie sich freuen, dass es sich so gut entwickelt. Dass Sie schon alles für die Geburt vorbereitet haben und die ganze Familie sich auf das Kennenlernen freut.

Um Verspannungen und Verkrampfungen zu lösen, die Sie behindern, gibt es verschiedene Methoden. Für Sie als werdende Mutter eignen sich Yoga, autogenes Training und Entspannungsmusik. Diese Techniken helfen, die täglichen Probleme besser zu lösen, schaffen Ruhe und Gelassenheit und sind hilfreich für einen guten, entspannten Schlaf. Gut ausgeruhte Menschen sind glücklicher, fröhlicher und zufriedener.

Nach der Geburt des Kindes sind Sie natürlich erst einmal gefordert. Manche guten Vorsätze oder Ratschläge geraten ins Hintertreffen, doch je mehr Selbstsicherheit Sie ausstrahlen, desto sicherer, zufriedener, entspannter und glücklicher ist das Neugeborene und sind im Umkehrschluss auch Sie.

Reden Sie in Bildern und mit Beispielen, wenn Sie dem Kind wichtige Botschaften vermitteln wollen. Babys sind aufmerksame Zuhörer, wenn sie auch nicht wirklich verstehen, was Sie sagen. Doch vieles wird durch den Tonfall der Stimme vermittelt.

Tauchen Probleme oder Schwierigkeiten auf, bei denen Sie zusätzlichen Rat brauchen, wenden Sie sich an kompetente Menschen.

Oft ist es in Erziehungsfragen gut, wenn man sich an die eigene Kindheit erinnert; aus diesen Erfahrungen heraus können sich gute Problemlösungen entwickeln. Allerdings muss man auf der Hut sein, dass der Frust, der oft durch Rückblick in die eigene Kindheit aufkommt, nicht auf das Kind transportiert wird. Sollten große Probleme aus Ihrer Kindheit herrühren, suchen Sie sich Hilfe, bevor Sie die gleichen Fehler an Ihrem Kind wiederholen. Es gibt auch gute Methoden, sich selbst zu helfen, wie zum Beispiel mit Thymusklopfen. Das bereits erwähnte Buch *Klopf dich frei* kann hier ebenfalls sehr hilfreich sein.

Lehren Sie das Kind, sich auch an kleinen Dingen zu erfreuen. Säuglinge können das noch. Wird ein Säugling freundlich angelächelt, lächelt er sofort zurück. Halten Sie ihm eine Klapper hin und klappern ein wenig, zaubert das schon ein Lächeln auf sein Gesicht. Viel Lachen macht zufrieden und glücklich und hält gesund. Mimik und Gestik beeinflussen die Stimmung eines Kindes enorm. Kinder lachen viel öfter als Erwachsene. Die haben ja noch keine Sorgen und Probleme, können Sie nun natürlich argumentieren. Doch Kinder haben auch schon Sorgen, nur eben kindliche.

Versuchen Sie nicht laufend dafür zu sorgen, dass das Kind immer glücklich ist. Das bedeutet natürlich nicht, dass das Kind, wenn es unglücklich ist, alleingelassen werden soll. Hier braucht es besondere Unterstützung, bis es begreift, wodurch es unglücklich geworden ist. Zeigen Sie ihm den Weg auf, wie es aus seinem Unglück herausfinden kann.

Entwickeln Sie einen zuversichtlichen Optimismus hinsichtlich Ihrer Mutterschaft. Denken Sie positiv. Das hört sich einfach und abgedroschen an, hat aber dennoch seine Gültigkeit. Natürlich gibt es Situationen, in denen das Negative im Vordergrund steht und zuerst vor lauter Trauer oder Bestürzung keine positiven Gedanken aufkommen können. Doch mit der Zeit kann man daran arbeiten, dass man gestärkt aus dem Problem herauskommt. Wie heißt es so schön: »Was mich nicht umbringt, macht mich stärker.«

Gedanken sind machtvoll und bewirken mehr, als wir uns vorstellen können. Gedanken kann man nicht sehen, sie wirken im Verborgenen, sie können glücklich oder unglücklich machen. Positive Gedanken machen glücklich, zufrieden, selbstsicher und stärken das Immunsystem. Positive Gedanken strahlen auf das Umfeld aus. Kinder reagieren sehr sensibel auf positive oder negative Stimmungen.

Mark Aurel sagte: »Die Seele nimmt die Farbe der Gedanken an.«

Wer laufend daran denkt, krank zu werden, der wird krank oder glaubt krank zu sein, denn er fühlt sich krank.

Leider sehen manche Menschen im Glücklichsein etwas ganz anderes, wie zum Beispiel viel Geld, ein großes Auto, ein großes Haus, wenn Arbeit, dann ein Job in der oberen Etage usw. Alle diese Dinge können schön sein, bedeuten aber kein Glück.

Glück liegt in den kleinen Dingen des Alltags. Wer offen ist für Glück, empfindet Glück in der Familie mit Kindern, im Kreise von netten Menschen oder beim Trinken einer Tasse Tee. Wer durch die kleinen Dinge Glück erleben kann, der wird auch ein glückliches Kind haben. Unzufriedenheit, Neid und Missgunst übertragen sich voll auf das Kind. Früher oder später können daraus große Probleme erwachsen.

In der Natur lässt sich gut ablesen, wie sich das mit dem Glück verhält. Wenn man die Sonne als Glück betrachtet, dann folgt auf Sonnenschein Regen, manchmal folgen auch Sturm und Gewitter, und dann scheint wieder die Sonne. Gäbe es nur Sonnenschein, wäre ein Leben auf der Erde nicht möglich. Streben Sie also nicht laufend nach Glück, streben Sie vielmehr nach Zufriedenheit und Dankbarkeit. Erziehung muss nicht stressbeladen sein, Erziehung kann auch Freude bereiten und glücklich machen, wenn Sie sehen, dass Ihre Erziehung Früchte trägt.

Vertrauen, Verantwortlichkeit, Konsequenz, Zuversicht, Ehrlichkeit, Überzeugungskraft und Glaubwürdigkeit sind die Nährstoffe, mit denen das Kind Tag für Tag gefüttert werden muss. Sie werden erleben, wie ein entsprechendes Verhalten das Kind in den Bann zieht.

Parmenides sagte vor ca. dreitausend Jahren: »Glück kann es nicht immer geben, muss es auch nicht immer.«

Selbstsicherheit und ein gutes Gespür für die Belange des Kindes in den verschiedenen Entwicklungsstufen sind Garanten für eine glückliche Mutter-Vater-Kind-Partnerschaft.

20. Konfliktfähigkeit

Wenn es tagsüber Probleme gab, wenn Sie Verbote aussprechen mussten, Nein sagen, weil Sie mit dem oder jenem nicht einverstanden waren oder vielleicht etwas zu Bruch ging, wenn es Probleme gab mit anderen Kindern, auf dem Spielplatz, im Kindergarten oder in der Schule, dann sprechen Sie zu Hause nochmals über das Problem und bieten Sie Hilfe an, damit das Kind die Möglichkeit bekommt, sich aus dem Problem zu lösen und ruhig schlafen zu können.

Je nach Alter kann ein Problem in eine Geschichte mit Happy End verpackt werden. In eine Geschichte kann sich Ihr Kind leichter hineinversetzen und durch die erzählte Geschichte zur Verarbeitung seines Problems kommen.

Auch Dinge, die tagsüber zur Sprache kamen, oder Fragen, die aus Zeitmangel nicht genügend beantwortet werden konnten, sowie Erlebnisse, die nachhaltig waren, können auf diese Weise entschärft und verständlich gemacht werden. Auf jeden Fall ist es wichtig, dass das Kind nicht mit seinen Problemen alleingelassen wird und vor allem nicht damit schlafen geht, ohne dass Sie versucht haben, einen Weg aus dem Problem aufzuzeigen.

Bei älteren Kindern kann das Problem durch Beispiele entschärft werden. Allerdings sollte man nicht den Fehler machen, alle Probleme für das Kind aus dem Weg zu räumen. Kinder müssen an der Bewältigung beteiligt werden, um konfliktfähig zu werden.

Für eine gute Konflikt- und Problembewältigung ist es wieder ganz wichtig, dass das Kind volles Vertrauen zu Ihnen haben kann, dass Sie seine Probleme verstehen und sich in diese hineinversetzen können, um möglichst wertfrei mit ihm an einer Lösung arbeiten zu können.

Eine gute Konfliktfähigkeit ist in allen Bereichen des Lebens hilfreich.

21. Entspannung

Gelassenheit im Alltag fördert das Familienglück.

Kindererziehung ist keine Wissenschaft, und für das Elternsein ist kein Studiengang erforderlich, um die Herausforderungen der Erziehung von Kindern zu meistern. Mit einem gesunden Menschenverstand sind Sie gut gerüstet. Versetzen Sie sich in das Kind, denken Sie über Ihre eigene Kindheit nach, wie Sie sich als Kind gefühlt haben, wie die Erziehung Ihrer Eltern auf Sie gewirkt hat. Bei der Erziehung des Kindes kommt es auch auf das jeweilige Individuum an. Jedes Kind ist anders, und jedes Kind reagiert anders.

In erster Linie ist es wichtig, sich nicht selbst unter Druck und Stress zu setzen. Sicherheit und Verlässlichkeit gehören zu den wichtigsten Voraussetzungen für ein entspanntes Kind-Eltern-Verhältnis.

Kinder haben ein gutes Gespür. Sie brauchen nichts zu sagen, das Kind bemerkt an Mimik und Gestik, wenn Spannung in der Luft liegt. Spüren Kinder Spannungen in der Familie, werden sie unsicher, verkrampfen sich oder ziehen sich zurück, um sich so zu entlasten und der Anspannung zu entkommen.

Kinder haben ein Urvertrauen ihrer Mutter gegenüber. Wird das Urvertrauen erschüttert, hat das verheerende Folgen. Es weiß nicht mehr, ob es sich auf seine Mutter, seine Eltern verlassen kann. Es weiß nicht, ob seine Bedürfnisse befriedigt werden.

Ein Mensch, der laufend Lebensängsten ausgesetzt ist, reagiert mit Verkrampfungen und Verspannungen, die bis zur Selbsttötung führen können. Viele Menschen entwickeln im Laufe ihres Lebens Erkrankungen wie Rückenschmerzen, Kopfschmerzen usw., weil sie sich laufend aus den unterschiedlichsten Gründen verspannen. Oft fängt das Dilemma schon im Kindesalter (in der Schule) an.

Durch Gymnastik, Yoga und anderer Entspannungsübungen kann man die Verspannungen in den Griff bekommen, falls sie nicht psychischer Art sind. Auch von den psychischen Verspannungen kann man sich befreien, bevor sie zu irreparablen körperlichen Problemen führen.

22. Reinigung und Pflege

Bei der Reinigung und Pflege von Kindern muss die Aufmerksamkeit besonders auf Produkten, die zur Pflege und Reinigung des Kindes verwendet werden, liegen. Die Haut des Babys ist noch sehr empfindlich und verträgt vieles nicht. Bestandteile von Salben, Cremen, Badezusätzen und Haarwaschmitteln dringen leicht in die Haut des Kindes ein. Zur Reinigung des Säuglings genügt es daher, ihn ein- bis zweimal wöchentlich in lauwarmem Wasser, möglichst ohne Badezusätze zu reinigen, eine feuchtigkeitsspendende Babyseife ist ausreichend.

In der Hautpflege des Babys ist oft weniger mehr. Bei der Reinigung eines Säuglings steht Hygiene im Vordergrund, da das Immunsystem sich erst noch entwickeln muss. Für das Gesicht und für den Intimbereich sind unterschiedliche Waschlappen erforderlich. Wenn laufend Feuchttücher verwenden werden, kann das zur Reizung der empfindlichen Babyhaut führen.

Dass das viele Eincremen, wie von der Werbung suggeriert wird, unnötig ist, werden Sie schnell selbst herausfinden. Beachten Sie bei allen Produkten, die Sie zur Pflege und Reinigung des Kindes verwenden, dass diese keine schädigenden oder reizenden Stoffe beinhalten. Hat der Säugling eine schuppige, trockene Haut, fragen Sie die Hebamme oder den Kinderarzt nach passenden Produkten.

Wenn das Kind anfängt, sich selbst zu reinigen, muss es zur richtigen Reinigung angeleitet werden. Die Reinigung nach dem Toilettengang muss hier im Vordergrund stehen, da falsche oder unsachgemäße Reinigung zu Problemen führen kann. Wenn vom Darm Kolibakterien in die Harnröhre und von dort in die Blase gelangen, kann dies eine Blasenentzündung auslösen oder es kann zu einer Schmierinfektion kommen, mit diversen Folgen. Das richtige Händewaschen muss gezeigt und gelehrt werden.

Wenn Sie auf zeitliche Regelmäßigkeit bei der Reinigung und Pflege achten, wird sich auch eine Regelmäßigkeit in der Stuhlentleerung des Säuglings einstellen. Das erspart ihm einen eventuellen wunden Po und Ihnen viel zusätzlichen Aufwand. Sie brauchen, wenn Sie mit dem Kind außer Haus gehen, nicht noch weiß Gott was mit sich herumzuschleppen.

In der Regel lieben Kinder das Haarewaschen nicht. Es braucht oft viel Geduld. Achten Sie darauf, dass kein Shampoo in die Augen gelangt, denn sonst ist das Haarewaschen nur noch mit viel Geschrei möglich.

Am besten wäscht man die Haare des Kindes in der Badewanne, den Kopf nach hinten haltend. Vielleicht bitten Sie um eine weitere Hand, damit keine Panik aufkommt, denn das Kind hat meist Probleme, sich im Wasser zurückzulegen. Wird es jedoch durch eine weitere Person gestützt, entspannt es sich in aller Regel, und die Prozedur artet nicht in Stress aus.

Wenn das Kind sich die Haare schon selbst waschen kann, falls das auch nicht so perfekt geschieht, achten Sie nur darauf, dass seine Augen geschützt sind.

Wie oben erwähnt, ist ein laufendes Eincremen des Kindes nicht erforderlich. Bei einem Aufenthalt im Sommer in der Sonne ist das Eincremen mit einer Säuglings- bzw. Kindersonnencreme unbedingt notwendig. Dass eine Kopfbedeckung im Sommer bei intensiver Sonneneinstrahlung notwendig ist, muss ich sicher nicht erwähnen. Im Winter ist das Eincremen des Gesichtes bei Aufenthalten im Freien ratsam, da sowohl die Wintersonne als auch die Kälte der Säuglings- oder Kinderhaut schaden können.

Bei einem wunden Intimbereich reicht eine geeignete Babycreme und das Wechseln der Pampers in kleineren Abständen. Im häuslichen Bereich kann man zur schnelleren Abheilung die Pampers weglassen.

Manche Kinder putzen nicht gerne die Zähne. Drängeln Sie nicht, machen Sie stattdessen ein Ritual daraus, vielleicht mit Musik, das entspannt. Achten Sie auf eine Zahnpasta, die dem Kind geschmacklich zusagt.

Wenn das Kind beim Finger- und Fußnägelschneiden nicht stillhalten kann, bitten Sie ebenfalls eine andere Person um Hilfe, damit es nicht zur Verletzung kommt, denn sonst ist es aus mit dem Schneiden der Nägel.

Das Reinigen der Ohren sollte nur mit kindergerechten Ohrreinigern erfolgen. Auch hier ist Sorgfalt geboten, damit man nicht zu weit in den Hörgang gerät.

Sicher wissen Sie schon, dass das Toilettengangtraining nicht zu früh begonnen werden sollte und das Kind auch hier nicht unter Druck gesetzt werden darf. Ab dem zweiten Lebensjahr können Sie so langsam anfangen, ein Töpfchen neben die Toilette zu stellen und zu erklären, dass es auch das Töpfchen benutzen kann. Äußern Sie sich nie negativ über den Geruch von Exkrementen oder die Verschmutzung damit, denn das kann bei dem Kind den Eindruck erwecken, dass Sie es ablehnen und es nicht in seinem ganzen natürlichen Sein lieben. Das kann der Auslöser dafür sein, dass Kinder sich selbst ablehnen, sich schmutzig und wertlos fühlen und deshalb so manches Fehlverhalten entwickeln.

23. Ordnung und Sauberkeit

Ein Kind bringt so manches in Ihrem Alltag und Umfeld durcheinander. Das kann zu Stress und Spannungen führen. Akzeptieren Sie diesen Zustand, versuchen Sie, Ihre hohen Ansprüche an Ordnung und Sauberkeit in der Wohnung zurückzuschrauben. Es muss kein Chaos herrschen und auch nicht geduldet werden, dass die Wohnung, die ja nicht ausschließlich von Ihrem Kind bewohnt wird, im Chaos versinkt.

Wenn ein Kind frühzeitig lernt, dass auch Sie Ansprüche haben, wird es das ganz schnell akzeptieren, denn dem Kind ist es ja auch wichtig, dass Mutter und Vater sich genauso wohlfühlen und glücklich sind wie es selbst.

Haben Sie in der Wohnung Gegenstände, die nicht in Kinderhände gehören, weil sie gefährlich, sehr teuer oder leicht zerbrechlich sind, räumen Sie nicht alles weg. Sobald das Kind die Sachen erreichen kann, machen Sie ihm klar, dass das Ihre persönlichen Sachen sind, die es zwar anschauen, aber nicht zum Spielen verwenden darf. Erklären Sie ihm jedoch gleichzeitig, welche Dinge oder welche Schubladen und Fächer im Schrank kein Problem darstellen, dann wird das Kind die Einschränkungen akzeptieren.

Sollte es doch zu Schwierigkeiten kommen, wenn zum Beispiel Kinderbesuch da ist, dann können Sie die Sachen kurzfristig wegräumen und Ihrem Kind erklären, dass der Fritz oder die Susa eventuell das Verbot missachtet, denn beim letzten Besuch ist zum Beispiel eine Vase zu Bruch gegangen oder ein Kind hat etwas Empfindliches in die Hand genommen, das leicht hätte beschädigt werden können.

Sie werden merken, dass das Kind stolz darauf ist, dass man die Sache vor ihm nicht wegzuräumen braucht. Es wird sogar darauf achten, dass der Freund oder die Freundin nichts Unerlaubtes in die Hand nimmt.

Schimpfen Sie nicht, wenn das Kind aus einem Schrank oder einer Schublade, die nicht zum Verbotsbereich gehören, alles herausschmeißt. Es möchte vielleicht herausfinden, ob im Schrank oder in der Schublade etwas Interessantes zu finden ist, oder es hat vielleicht keine Lust, nach draußen zu gehen und hofft, Sie durch die verursachte Unordnung zum Hierbleiben zu bewegen. Oder es will nur testen, wie Sie auf die Unordnung reagieren.

Man sollte es nicht meinen, aber selbst kleine Kinder verfügen schon über solche Gedankengänge. Hat das Kind zum Beispiel eine Bauplatzlandschaft aufgebaut, räumen Sie danach die Bauklötze nicht gleich wieder weg, denn es ist stolz darauf, dass es etwas geleistet hat. Lassen Sie also die Sachen eine Zeitlang stehen, vielleicht will das Kind sein Bauwerk dem Papa zeigen. Sie sollten auch Ihrem Mann die Möglichkeit geben, an den Fortschritten des Kindes teilzuhaben. Bieten Sie dem Kind eine Ecke in der Wohnung an, wo solche Bauwerke ohne Behinderung des Tagesablaufes stehen bleiben können.

Hat das Kind jedoch nur Unordnung gemacht und seine Spielsachen liegen überall herum, sodass man kaum mehr herumgehen kann, müssen Sie unbedingt darauf bestehen, dass die Sachen wieder aufgeräumt werden. Ist es noch sehr klein, helfen Sie ihm und erklären Sie ihm, wo und wie man am besten aufräumt, damit man die Sachen später auch wieder finden kann.

Kommt das Kind mit schmutzigen Schuhen in die Wohnung gestürmt, um Ihnen vielleicht einen Käfer oder sonst etwas mit Begeisterung zu zeigen, schimpfen Sie nicht gleich drauflos. Schauen Sie sich den Käfer zuerst an, danach können Sie auf die schmutzigen Schuhe aufmerksam machen. Ziehen Sie ihm die Schuhe aus oder lassen Sie das Kind die Schuhe selbst ausziehen. Will es allerdings wieder hinausgehen, sagen Sie ihm, dass es, wenn es wieder ins Haus kommt, bitte zuerst die Schuhe ausziehen soll, denn wie es ja selbst sehen kann, wurde durch die Schuhe der Boden schmutzig, und das muss alles wieder saubergemacht werden.

Klare Ansagen, klare Aussagen sind wichtig, damit das Kind auch verstehen kann, was Sie von ihm wollen, wie es sich zu verhalten hat.

Schmutzige Hände müssen nicht sofort gereinigt werden, wenn es sich um Sand oder Erde handelt; das kann nach Beendigung der Aktivität geschehen.

Kommt das Kind von draußen, ist es selbstverständlich, dass besonders vor dem Essen die Hände gewaschen werden, auch nach jedem Toilettengang ist das Händewaschen ein Muss. Bei Jungs muss besonders darauf geachtet werden, denn Männer meinen oft, dass das Händewaschen in ihrem Fall nicht notwendig sei.

Auch die Reinigung des Intimbereichs muss gelernt und verstanden werden. Besonders beim Mädchen ist darauf zu achten, dass keine Kolibakterien in die Scheide gelangen.

Machen Sie keinen Aufstand, wenn zum Beispiel der Schnuller auf den Zimmerboden gefallen ist, denn das Kind ist diesen Bakterienkulturen schon immer ausgesetzt. Die Verwendung von aggressiven Putzmitteln und Desinfektionsmittel haben mehr schädliche Wirkung, als dass sie zur Gesunderhaltung des Kindes beitragen. Essig zur Entfernung von Kalk, Soda und Gallseife zur Reinigung und zum Wäschewaschen sind umweltfreundlich und haben keinen negativen Einfluss auf die Gesundheit.

Ein schmutziges Gesicht sollte sofort gesäubert werden, denn auch ein Kind sollte so nicht fremden Blicken ausgesetzt werden. Wer von uns Erwachsenen will schon gesehen werden, wenn zum Beispiel beim Essen etwas an der Lippe oder am Kinn hängengeblieben ist?

Lassen Sie das Essen nur am Tisch zu. Esskultur gehört auch zu einer guten Erziehung, gleichzeitig schonen Sie Ihre Polstermöbel und Teppiche.

Zu einer gesunden Nahrungsaufnahme braucht es nicht nur gesundes Essen, es braucht auch Ruhe und genügend Zeit, um die Nahrung zu zerkauen. (Die Verdauung der Nahrung beginnt im Mund.)

Kleidung muss auch nicht mehrmals täglich gewechselt werden, wenn darauf geachtet wird, dass die Kleidung dem Spiel angepasst ist. Zum Malen können Sie dem Kind einen Malerkittel (zum Beispiel ein altes Hemd) anziehen. Wenn Sie zum Klettern unempfindliche Kleidung anziehen, vermeiden Sie viel Ärger. Fahren Sie mit dem Auto vom Spielplatz oder Spaziergang nach Hause, können Sie, um Schmutz im Auto zu vermeiden, über die schmutzigen Schuhe Überschuhe ziehen, dann kann das Kind auch die Füße an die Rückenlehne des Vordersitzes stemmen, ohne sich Ärger einzufangen.

Überschuhe können Sie aus Reststoffen nähen. Ziehen Sie am oberen Rand einfach ein Gummi ein. Die Überschuhe eignen sich auch für kurze Aufenthalt Ihres Kindes in der Wohnung, um zum Beispiel auf die Toilette zu gehen oder kurz etwas zu essen oder zu trinken.

Das Kämmen und Waschen der Haare ist bei Kindern sehr unbeliebt. Kämmen Sie mit einer Babybürste die Haare des Babys, dann wird es sich mit der Zeit an das morgendliche Ritual gewöhnen. Nehmen Sie sich zum Haarekämmen etwas Zeit. Sie können währenddessen gleich über dies oder das reden, das gerade ansteht, das lenkt das Kind ab, sodass Sie seine Haare in Ruhe kämmen können.

Das Haarewaschen ist im Säuglingsalter kein Problem. Es reicht, ein- bis zweimal wöchentlich zu baden und die Haare zu waschen.

Ordnung und Sauberkeit ordnen auch Gedanken und Gefühle. Übertriebene Ordnung und übertriebene Sauberkeit können allerdings zu schweren psychischen Problemen führen.

24. Lügen – Schwindeln

Kinder müssen lügen lernen. Seien Sie also nicht überrascht oder ärgerlich, wenn Sie das Kind beim Lügen erwischen.

Erfolgreiches Lügen ist eine Leistung, denn Lügen erfordert soziale und kognitive Fähigkeiten. Damit lernen Kinder, wie sie Gefühle verbergen können. Sie lernen auch, sich in andere Menschen hineinzuversetzen oder dass man mit der Wahrheit jemand beleidigen oder kränken kann. Sie müssen das Falsche, Hinterhältige und Gefährliche an Menschen verstehen lernen, um sich schützen zu können.

Kinder beginnen ungefähr mit vier Jahren zu lügen. Wenn das Kind lügt, hat es einen Grund dafür. Entweder hat es Angst, die Wahrheit zu sagen, oder es schämt sich. Vielleicht hat das Kind auch einfach nur Freude am Lügen, weil es merkt, dass es die Eltern so aufs Glatteis führen kann.

Wenn Sie merken, dass das Kind lügt, sollten Sie es nicht zur Wahrheit drängen. Sie geben besser zu erkennen, dass Sie bemerken, dass es nicht die Wahrheit sagt. Versuchen Sie dem Kind eine Geschichte zu erzählen, als auch Sie einmal gelogen haben und dass die Wahrheit doch ans Licht gekommen ist. Es begreift dadurch mit der Zeit, wann Lügen angebracht ist und wann nicht.

Sie sind auch, was das Lügen betrifft, Vorbild für das Kind, wie in allem, was Sie tun, sagen und nicht sagen oder unterlassen. Sind Sie selbst mal gezwungen, zu einer Notlüge zu greifen und sollte das Kind die Lüge mitbekommen, erklären Sie ihm die Situation und warum Sie so handeln mussten. Das Kind muss verstehen lernen, warum Sie so gehandelt haben; damit hat es gleich wieder eine Lektion gelernt.

Von Notlügen sollten Sie so wenig wie möglich Gebrauch machen. Kinder haben feine Antennen; sie erkennen und bemerken mehr, als Sie glauben, auch wenn Sie sich verbal darüber nicht äußern können oder wollen.

Wird in der Umgebung eines Kindes zu viel gelogen, verliert es an Vertrauen und greift selbst unentwegt zu Lügen.

Machen Sie dem Kind begreiflich, dass es Probleme geben kann, die dringend einer Lösung bedürfen, bei der Sie unbedingt die Wahrheit erfahren müssen, um mit ihm gemeinsam das Problem lösen zu können. Ohne unbedingte Wahrheit kann es nie zu einer vollkommenen Problemlösung kommen.

Problem bedürfen einer schnellen Lösung, bevor sie sich zu einer unlösbaren Schwierigkeit entwickeln. Problemen auszuweichen, sie totzuschweigen oder gar mit Lügen zu bewältigen versuchen, kann niemals eine Lösung sein.

Verlässlichkeit in puncto Lügen ist auf beiden Seiten die Voraussetzung, um das gegenseitige Vertrauen zu bewahren.

25. Trotz

Erschrecken Sie nicht, wenn das Kind plötzlich bei so manchem, was es zuvor ohne Widerstand gemacht und hingenommen hat, in eine Trotzreaktion verfällt. Trotz ist eine normale Entwicklungsstufe eines Kindes. Das Kind begreift, dass es ein eigenständiges Wesen ist, es will nicht mehr alles bedingungslos tun, was Sie für richtig halten. Es will sich in gewisser Weise von Ihnen befreien und doch die Nähe zu Ihnen beibehalten, wenn es Nähe braucht. Es will und muss weiterhin behütet und beschützt werden, jedoch mit Freiraum, damit sich seine Persönlichkeit entwickeln kann.

Reagieren Sie auf Trotz gelassen, lassen Sie nicht erkennen, dass Sie enttäuscht oder ärgerlich sind. Wenn Sie Enttäuschung und Ärger zeigen oder dem Trotz nachgeben, merkt das Kind, dass es durch sein Verhalten so manches auslösen kann und wird erst recht dazu animiert, immer wieder mit Trotz zu agieren. Es hat gelernt, dass es mit Trotz Ziele erreichen kann.

Fängt das Kind mit Heimlichkeiten an, ist das ein sicheres Zeichen für Misstrauen. Es fühlt sich unverstanden in seinen Belangen und mit seinen Problemen.

Wird dieses Verhalten des Kindes entdeckt, muss das Vertrauensverhältnis dringend überdacht und verbessert werden, damit das Kind Ihnen nicht noch weiter entgleitet und der Zugang zu ihm immer problematischer wird.

Manchmal sind das Gründe, warum Kinder aus dem Elternhaus ausreißen, mit allen oft entsetzlichen Folgen.

26. Vorbilder

Wenn Eltern für die Kinder gute Vorbilder sind, braucht das Kind keine Freunde, die möglicherweise als fragwürdige Ersatzvorbilder dienen.

Worte und Taten müssen immer die gleichen Botschaften vermitteln. Was Sie vom Kind verlangen, müssen auch Sie selbst leisten. Verlangen Sie Ordnung, müssen auch Sie Ordnung halten. Wer Aufrichtigkeit verlangt, muss selbst aufrichtig sein. (Aufrichtigkeit verschafft Freude und ehrliche Anerkennung.) Wer Verlässlichkeit fordert, muss ebenfalls verlässlich sein. Verlässlichkeit ist nicht nur im Familienleben wichtig, Verlässlichkeit ist eine Voraussetzung, um in der Schule und auch im Arbeitsleben erfolgreich zu sein.

Das heißt natürlich nicht, dass Sie Übermenschen sein müssen. Seien Sie offen und ehrlich und gestehen Sie sich auch Fehler ein, an denen Sie dadurch auch arbeiten können. Ihr Kind wird Ihnen anerkennend folgen. Es lernt, dass man auch Schwächen zugeben kann und nicht durch überhebliches oder ungebührliches Verhalten seine Schwächen überdecken muss.

Kinder, die sich (zu) viel trauen und sich über Regeln hinwegsetzen, sind ohne wirklich gute Vorbilder aufgewachsen. Durch Ihr gutes Beispiel bekommt es die Fähigkeit, ein wertvolles Mitglied der Gesellschaft zu werden.

Irgendwann kommt auch mal die Zeit, in der Kinder ihre Eltern nicht mehr so toll finden. Dann fällt auch schon einmal die Bemerkung »Du bist peinlich« usw. Fragen Sie nach, warum Sie peinlich sind. Dann erfahren Sie, was das Kind von Ihnen erwartet und was Sie allenfalls tun können, um ihm zu zeigen, dass Sie nicht peinlich sind.

Sollten Sie feststellen, dass die Vorbilder, die das Kind jetzt wählt, ganz und gar nicht der richtige Umgang sind, verbieten Sie den Umgang nicht. Vermitteln Sie ihm vielmehr durch Beispiele, wie Kinder durch solche Vorbilder in Gefahr gebracht wurden oder in Schwierigkeiten kamen.

Erzählen Sie es beiläufig, um das Kind hellhörig zu machen, damit es von selbst auf die Idee kommt, dass der Umgang mit dem Freund oder den Freunden nicht gut für es ist.

Ab dem Kindergarten sind Freunde für Kinder wichtig; sie dienen auch als Vorbilder. Jedoch wechseln sie sehr rasch, denn das Kind sucht sich, je nach Entwicklungsstand, immer wieder andere Vorbilder.

Wird das Kind vom Elternhaus gut geführt, behalten die Eltern die Oberhand als Vorbild. Dadurch lernt das Kind mit der Zeit, wer gut zu ihm passt und wer nicht.

Wenn Sie als Eltern bei aufkommenden Problemen verfügbar sind, zuhören, wertneutral urteilen können und gute Problemlösungen anbieten, die das Kind nicht überfordern und es auch nicht sein Gesicht verlieren lassen, dann wird die Entwicklung Ihres Kindes Ihnen viel Freude bereiten.

27. Gesundheit

Eine gute Stressbewältigung ist die Voraussetzung für eine gute Gesundheit.

Stress durch den Beruf, die Kinder, die Ehe usw. kann, wenn die Zeit für Ruhe fehlt, mit gymnastischen Übungen am offenen Fenster abgebaut werden. Auch den Kindern tun solche Übungen gut, vor dem Schlafengehen oder auch vor, zwischen und nach den Hausaufgaben. In jedem Fall ist Bewegungen an frischer Luft für Körper und Geist förderlich.

Jeder weiß, dass zu wenig Bewegung so manche Zivilisationskrankheit fördert. Nicht nur eine bessere Durchblutung wird durch Bewegung gewährleistet, auch die Versorgung mit Sauerstoff und der Weitertransport wichtiger Nährstoffe sowie die Verdauung und die Entschlackung des Körpers.

Neueste Untersuchungen haben ergeben, dass durch zu wenig Bewegung auch die Faszien, die unsere Muskeln, Sehnen und Organe umgeben, verkleben und es dadurch zu Rücken- und Gelenkschmerzen kommen kann.

Ganz besonders im Winter ist Bewegung an frischer Luft notwendig. Hierfür ist auch die richtige Kleidung zu wählen (Zwiebelsystem). Wenn den Kindern beim Herumtoben warm wird, müssen sie sich von ihrer Kleidung befreien können, aber immer noch genügend warmgehalten werden. Warme Unterwäsche, die Feuchtigkeit aufnehmen kann, ohne sich nass anzufühlen, ersetzt manche zu dicke Jacke.

Ausreichend frisches Obst und frisches Gemüse stärken das Immunsystem des Kindes sowie viel frische Luft und Bewegung, wie bereits oben erwähnt. Achten Sie bei Obst und Gemüse auf gute Qualität (Bioprodukte). Reinigen Sie das Obst und das Gemüse gründlich, um Anhaftungen von Pestiziden und anderen Verunreinigungen zu entfernen.

Ersetzen Sie raffinierte Produkte möglichst durch eine natürliche gesunde Nahrung, und der Körper wird in der Lage sein, sich selbst zu heilen. Die natürliche Kraft in jedem von uns ist der größte Heiler aller Krankheiten.

Hippokrates sagte: »Es ist nicht der Arzt, nicht die Medizin, die uns heilt, es sind wir selbst, es ist unser natürlicher Regenerationsmechanismus, der uns zurück ins Gleichgewicht bringt.«

Außerdem sagte Hippokrates: »Eure Nahrungsmittel sind eure Heilmittel.«

Nahrungsmittel können natürlich nur als Heilmittel wirken, wenn das, was wir zu uns nehmen, auch wirklich Mittel zur Ernährung sind. Ich bin überzeugt, dass viele Allergien durch die belastenden Lebensmittel entstehen und auch durch das immer steriler werdende Umfeld des Kindes. Sauberkeit ist wichtig, aber Sterilität ist fehl am Platz.

Verlassen Sie sich nicht ausschließlich auf die Wunderkraft der Schulmedizin. In vielen Fällen sind alte Hausmittel die bessere Alternative, insbesondere wenn es um Kinderkrankheiten geht. Schüssler-Salze können so manches Medikament ersetzen. Für alternative Heilmethoden gibt es reichlich Literatur, auch Naturheilärzte und Heilpraktiker verfolgen alternative Heilmethoden.

Hustentee, Einreibungen usw. sind bewährte Anwendungen bei Husten und leichten Erkältungen. Manche Unpässlichkeiten lassen sich gut durch Hausmittel beheben, etwa Reiseübelkeit durch Ingwertee. Bei Heiserkeit sind Halswickel mit kaltem Wasser oder mit Retterspitz äußerlich gut geeignet. Ein warmes Fußbad hilft bei sofortiger Anwendung nach den ersten Anzeichen einer Erkältung hervorragend. Bei Fieber sind die bekannten Kältewadenwickel immer noch eine gute Alternative zu den fiebersenkenden Mitteln.

Ohrenschmerzen treten bei Kindern gerne auf, besonders wenn die Ohren bei windig kaltem Wetter nicht genügend durch eine Mütze geschützt werden. Klagt das Kind über Ohrenschmerzen, ist eine sofortige Anwendung mit Rotlicht zur Schmerzlinderung günstig. Das Ohr wird dabei während einer halben Stunde mit Rotlicht bestrahlt. Die Augen des Kindes müssen während der Rotlichtanwendung geschützt werden. Wenn Sie keine Schutzbrille haben, setzen Sie das Kind so hin, dass es nicht in die Lichtquelle schauen kann. Nach der Rotlichtbehandlung muss das Kind für eine Stunde im warmen Raum bleiben, damit durch einen Kälteschock nicht erneut Ohrenschmerzen auftreten. Bei anhaltenden Ohrenschmerzen unbedingt den Kinderarzt aufsuchen, denn anhaltende Ohrenschmerzen können zu einer Mittelohrentzündung führen, und damit ist nicht zu spaßen.

Bei Nasenbluten kann ein kalter Lappen, in den Nacken gelegt, die Blutung stillen.

Bauchschmerzen und Blähungen können mit Kamillentee, Fencheltee und Pfefferminztee behoben werden, das Einreiben des Bauches mit Kümmelöl oder Schüssler Magnesiumsalbe bringt ebenfalls gute Linderung.

Um die empfindliche Haut Ihres Babys zu schützen, ist das Baden in warmem Wasser ohne Badezusätze ein- bis zweimal in der Woche ausreichend. Die Haut des Babys hat noch keinen natürlichen Schutzfilm aufgebaut. Alle Badezusätze, Cremes und Salben wirken daher intensiver und dringen leichter in die Haut ein.

Sollte das Kind eine Baby-Akne haben oder eine trockene schuppige Haut, ist es umso wichtiger, die Haut des Kindes nicht zusätzlich durch Badezusätze zu belasten. Baby-Akne ist ein Pickelausschlag, der durch Hormone oder Medikamente, die Sie während der Schwangerschaft oder Stillzeit eingenommen haben, ausgelöst wurde. Kleine Jungs haben häufiger unter der Baby-Akne zu leiden als Mädchen. Eine Baby-Akne erfordert keine Behandlung, außer, wie oben genannt, möglichst das Baden ohne Badezusatz. Die Baby-Akne tritt ca. zehn bis vierzehn Tage nach der Geburt auf und verschwindet nach einiger Zeit ohne Narbenbildung. Sind Sie unsicher, sprechen Sie mit Ihrer Hebamme oder dem Kinderarzt.

Neugeborenen-Akne dagegen gehört in ärztliche Behandlung, sie ist nicht so harmlos. Talkablagerungen in den ersten Tagen und Wochen nach der Geburt auf Stirn und Nase sind harmlos.

Obwohl es bei uns keinen Nahrungsmangel gibt, ist Eisenmangel leider weit verbreitet, da viele unserer Nahrungsmittel nur sattmachen und nicht mehr ernähren. Eisenmangel wirkt sich bei Kindern negativ auf die Entwicklung des Gehirns aus. In der frühen Kindheit bis zum Alter von drei Jahren kann das Fehlen des Spurenelements zu einem dauerhaften Defizit führen. Betroffen ist dann das Gedächtnis; die Lernfähigkeit kann herabgesetzt sein.

Ein niedriger Cholesterinspiegel (LDH) wird mit Gewalttätigkeit, Depressionen und Selbstmordneigung in Zusammenhang gebracht. Eine universitäre Studie aus dem Jahr 2005 hat bei Untersuchungen von Kindern gezeigt, dass die Aufnahme von Kalzium, Magnesium und Eiweiß (Aminosäuren) wichtig für die Entwicklung starker Knochen ist. Unter anderem können Konzentrations-, Reaktions- und Aufmerksamkeitsstörungen die Folge eines Mangels sein.

Ein wichtiger Impuls für die Gesundheit ist auch das häufige Lachen. Kinder lachen gern und viel, es braucht auch nicht viel, um ein Kind zum Lachen zu bringen.

Lachen bringt positive Stimmung in den Alltag, es macht zufrieden und glücklich. Probleme sollten nicht nur mit tierischem Ernst angegangen werden. Wer eine positive Grundstimmung hat, wird in den Problemen auch einen Funken oder sogar mehr Positives erkennen und nicht so leicht in Stress geraten.

Verbissene und verkrampfte Kinder können sich nur schwer für Leichtigkeit und Zuversicht öffnen. Fällt Ihnen das Lachen schwer, dann gehen Sie mit dem Kind in ein lustiges Theaterstück oder laden Sie fröhliche Freunde ein, die viel und gerne lachen, das hilft Ihnen und dem Kind.

Da sich das Immunsystem bei Kindern erst noch entwickeln muss, ist alles, was das Immunsystem stärkt, von Vorteil. Auch positive Gedanken helfen dem Immunsystem auf die Sprünge. Der ganze Körper reagiert positiv, wenn Sie eine positive Grundeinstellung haben. Ihre Gedanken, Ihre Nahrung, Ihre ganze Lebensweise beeinflusst Ihren Körper – im Grunde jede einzelne Zelle – im Guten wie im Schlechten.

Kinder mit einem geschwächten Immunsystem (Frühchen usw.) sind sehr anfällig für Krankheiten. Das zeigt sich besonders, wenn das Kind in eine andere Obhut kommt oder in den Kindergarten; dann ist es anderen Bakterien und Keimen ausgesetzt. Seien Sie allerdings nicht zu ängstlich und halten Sie nicht laufend ein Desinfektionsmittel in der Hand. Achten Sie vielmehr auf Sauberkeit, besonders auf das Händewaschen vor dem Essen und nach dem Toilettengang.

Ist Ihr Kind krank, verwöhnen Sie es nicht zu sehr. Zusätzliches Verwöhnen während einer Krankheit kann schnell dazu führen, dass sich ein Kind immer wieder in eine Krankheit flüchtet. Übertreiben Sie also die Fürsorge nicht. Erfüllen Sie auch nicht jeden Wunsch, insbesondere dann nicht, wenn der Wunsch nicht zur Gesundung beiträgt.

28. Schlaf

Schlaf ist in den ersten Lebenswochen eines Kindes so wichtig wie Essen und Trinken. Wenn Sie schlafen, sollte das Kind auch schlafen. Es gibt allerdings Ausnahmen wie Bauchschmerzen, Zahnen und manche andere Unpässlichkeiten.

Sorgen Sie dafür, dass das Kind in Ruhe schlafen kann. Das kommt Ihnen und Ihrem Partner zugute. Ihr Partner sollte möglichst gut ausgeschlafen zur Arbeit gehen können. Das kann er nur, wenn auch das Kind schläft und sich nicht laufend lautstark zu Wort meldet. Sie können tagsüber, während der Schlafenszeit des Kindes, Schlaf nachholen, falls Sie ein Schlafdefizit haben.

Arbeiten Sie jedoch beide, dann wechseln Sie sich am besten Nacht für Nacht ab, das hilft Ihnen beiden, und keiner ist permanent übernächtigt. Erkennen Sie, dass Gemeinsamkeit eine funktionierende Basis für Ihren weiteren gemeinsamen Weg sein muss.

Ich habe Ihnen am Anfang des Buches einige Tipps geben, wie Sie verschiedene Probleme im Vorfeld lösen bzw. gar nicht erst aufkommen lassen können. Wie schon gesagt: Wenn dem heranwachsenden Baby während der Schwangerschaft die Ruhe gegönnt wird, die ein Embryo unbedingt benötigt, dann legen Sie schon einen guten Grundstein für einen weiterhin ruhigen Schlaf des Kindes.

Leider meinen manche schwangere Frauen, zeigen zu müssen, dass sie trotz Schwangerschaft alles mitmachen können, wie laute Konzerte, Partys, Discobesuche, Auslandsflüge, Extremsport und einiges mehr. All das macht Ihr Kind missmutig und nervös und manchmal bereits im Mutterleib krank.

Regelmäßigkeit in allem ist wichtig. Das schafft Ruhe, Vertrauen und Zuversicht in allen Lebenslagen. Hat das Kind volles Vertrauen, kann es in Ruhe schlafen, denn es spürt ganz instinktiv, dass es nicht im Stich gelassen wird, wenn es schläft, und dass Sie immer noch für es da sind, wenn es aufwacht.

Wird das Kind immer zur gleichen Zeit schlafen gelegt, verlangt auch sein Körper in dieser Zeit nach Schlaf. Dunkeln Sie sein Zimmer ab, gerade im Sommer, wenn es draußen noch lange hell ist. Wenn es keine Rollläden gibt, kann ein dickes Tuch Verwendung finden.

Das Schlafzimmer des Kindes sollte nicht zu warm und nicht zu kalt sein. Um das Bloßstrampeln zu vermeiden, eignet sich hervorragend ein Baumwollschlafsäckchen. Zu viele Plüschtiere im Bettchen können störend sein, und sind, wenn sie aus synthetischem Material sind, teilweise der Gesundheit nicht unbedingt zuträglich. Nähen Sie eines oder zwei kleine Kissen aus Baumwollstoff und füllen Sie diese mit Naturfasern. Damit können Sie verhindern, dass Plüschtiere mit ins Bett müssen.

Sollte es doch so sein, dass noch zusätzlich Plüschtiere ins Bett mitmüssen, nehmen Sie diese heraus, sobald das Kind eingeschlafen ist.

Vor dem Schlafengehen eine Geschichte vorzulesen oder zu erzählen wirkt beruhigend, vorausgesetzt, die

Geschichte hat auch einen beruhigenden Charakter. Sie können in eine Geschichte auch Ereignisse des Tages, die das Kind betreffen, miteinbauen, um die Ereignisse eventuell verständlicher zu machen oder um dem Kind Ängste oder ein schlechtes Gewissen zu nehmen. Wie heißt es so treffend: »Ein gutes Gewissen ist ein sanftes Ruhekissen.«

Wenn Sie das Kinderzimmer verlassen, sagen Sie Ihrem Kind, wo Sie sich anschließend aufhalten, damit es weiß, wo es Sie, falls nötig, finden kann.

Äußert das Kind, dass es im Dunkeln Angst hat, kaufen Sie eine kleine Lampe für die Steckdose, um für ein wenig Helligkeit zu sorgen. Zu viel Helligkeit während des Schlafes ist nicht gut. Für die Schlafhormone ist Dunkelheit notwendig.

Hat das Kind Angst vor Geräuschen, lassen Sie sich das Geräusch beschreiben. Erklären Sie dem Kind dann, woher das Geräusch kommt, damit es verstehen kann, was hinter den Geräuschen steckt und dass es davor keine Angst zu haben braucht. Nehmen Sie alle diese Äußerungen ernst und gehen Sie nicht einfach darüber hinweg, weil Sie das eine oder andere lächerlich finden oder schon öfter darüber gesprochen haben. Die kindliche Fantasie kann aufgrund kleiner Geräusche große Angstphantasien entwickeln.

Solange Sie stillen, ist es, wie schon beschrieben, wichtig, dass Sie in dieser Zeit keine Lebensmittel zu sich nehmen, die Ihrem Kind Bauchschmerzen oder sonstiges

Unwohlsein verursachen und ihm aus diesem Grund den Schlaf rauben. Selbstverständlich ist das Konsumieren von Aufputschmitteln (Tabak, Alkohol, Drogen usw.) während der Stillzeit nicht zu tolerieren, da nicht nur Sie sich aufputschen, auch das Kind wird aufgeputscht.

Nach dem Abstillen sollte die Ernährung dem Alter entsprechend angepasst werden, denn der Magen-Darm-Trakt kann noch nicht alle Lebensmittel vertragen. Manche können den Schlaf des Kindes negativ beeinflussen.

Auch aufregende Spiele oder übermäßiges Herumtoben sollte Richtung Schlafenszeit eingestellt werden, anregendes Fernsehen ist ebenfalls ein Schlafräuber. Vorwürfe oder gravierende Problembesprechungen verlegen Sie besser nicht auf die Abendstunden. Wenn die Probleme noch nicht gelöst werden konnten, können Sie dem Kind vor dem Zubettgehen sagen, dass es ruhig schlafen kann, weil Sie am nächsten Tag mit ihm gemeinsam nach einer Lösung suchen werden.

Elektrogeräte gehören nicht unbedingt in ein Schlafzimmer und schon gar nicht in das Zimmer, in dem das Kind schläft (Elektrosmoggefahr).

Um den Schlaf des Kindes im Sommer nicht durch Mückenstiche zu beeinträchtigen, ist ein Fliegengitter von Vorteil. Man kann auch Nelkengewürz in einem Glas mit Wasser neben das Bett stellen, das hält auch Stechfliegen ab.

Ein Lavendelblütensäckchen im Bett wirkt beruhigend und duftet angenehm.

Schlaf ist ein wichtiges Grundbedürfnis, das nicht vom Menschen gesteuert wird, sondern von unseren Genen bzw. unserem Biorhythmus. Das heißt, manche Kinder brauchen mehr Schlaf, andere Kinder weniger. Man darf sich das allerdings nicht so einfach machen, denn manche Kinder wollen aus den unterschiedlichsten Gründen nicht ins Bett. Etwa weil sie glauben, sie versäumen etwas. Das Kind darf daher nicht den Eindruck bekommen, dass Sie während seines Schlafes Dinge unternehmen, die ihm auch Freude machen würden. Wiederum gibt es Kinder, die Angst haben, während des Schlafens verlassen zu werden. Gehen Sie also nie aus dem Haus, ohne Ihrem Kind vorher Bescheid zu sagen, und wenn es nur für kurze Zeit ist. Sagen Sie ihm, wann Sie zurückkommen und halten Sie die Zeit unbedingt genau ein. Kinder haben eine innere Uhr. Auch Träume können Kinder in der Nacht ängstigen. Versuchen Sie mit ihm das Traumerlebnis zu bewältigen.

Bachblüten können zur besseren Überwindung von schlechten Träumen gegeben werden (Star of Bethlehem Globuli) und sind auch geeignet, um Panikgefühle abzubauen (Rock Rose Globuli).

Fehlt es dem Kind an Selbstvertrauen, können einige Kastanien unter der Matratze helfen. Auch schädliche Strahlungen sollen durch die Kastanien abgehalten werden. Jedenfalls kostet diese Maßnahme nichts, sie hat auch keine schädlichen Nebenwirkungen.

Achten Sie darauf, dass das Kind, besonders am Abend, keine anregenden Getränke oder Lebensmittel zu sich nimmt, wie Cola, Fruchtsäfte, Kaffee, Schwarztee oder gar Energy-Drinks. Fruchtsäfte verbleiben zu lange im Verdauungstrakt und fangen dann in der Nacht an zu gären; bei zu langem Verbleib im Magen können sie sogar alkoholisch wirken. Manche Kinder können nach eiweißhaltiger Kost nicht einschlafen oder nicht ruhig schlafen, auch zu reichhaltiges Essen verhindert oft ein entspanntes Schlafen.

Studien haben ergeben, dass Schulkinder, die zeitig schlafen gehen, ein geringeres Risiko haben, als Teenager übergewichtig zu werden. Außerdem fördert frühes Schlafengehen die Entwicklung des Gehirns.

Rituale sind in vielen Lebenslagen eine gute Voraussetzung, um immer wiederkehrende Situationen bzw. Handlungen besser zu bewältigen. Rituale machen manches für die Kinder leichter, zum Beispiel auch das tägliche Schlafengehen.

Nehmen Sie das Abendbrot mit dem Kind zusammen immer um die gleiche Zeit ein. Sie können das Kind nach dem Abendessen in die Badewanne setzen, es braucht dafür nicht viel Wasser und auch keinen Badezusatz. Im warmen Wasser kann es entspannen und noch eine Weile mit einem Entchen oder Schiffchen spielen. Mag das Kind gerne Musik, kann man es auch noch ein beruhigendes Musikstück hören lassen, oder Sie singen gemeinsam mit ihm ein Lied.

Das Gehirn eines Menschen braucht Ruhephasen (Schlaf); das gilt besonders für Kinder. Wer genügend schläft, stärkt gleichzeitig sein Immunsystem. Ausgeschlafene Menschen sind weniger negativ eingestellt, und Dinge des täglichen Lebens werden besser bewältigt; auch das Lernen fällt leichter.

29. Essen und Trinken

Kinder sollten nicht zum Essen gezwungen werden. Wer sein Kind zum Essen zwingt, vermiest ihm den Genuss am Essen, oder es wird zum Vielfraß.

Essen ist wertvoll, das können schon kleine Kinder lernen. Die Wertschätzung für Lebensmittel lässt leider oft zu wünschen übrig. Wertvolles Essen und Trinken tragen zu einem gesunden Körperaufbau des Kindes bei. Nicht auf die Menge der gegessenen Lebensmittel kommt es an, sondern auf ihre Qualität.

Heutzutage müssen wir zum Glück nicht mehr auf Vorrat essen, und die allermeisten körperlichen Tätigkeiten verbrauchen nicht mehr so viele Kalorien. Was wir benötigen sind Vitamine, Mineralstoffe, Spurenelemente und Ballaststoffe.

Das Zuviel der Aufnahme relativ wertloser Nahrungsmittel ist auch dem Überangebot und den niedrigen Preisen für Lebensmittel zuzuschreiben. Die Verlockungen sind groß, mehr einzukaufen, als man wirklich benötigt. Das verleitet zu immer mehr Nahrungsaufnahme und zu immer mehr Übergewicht.

Können die zu viel eingekauften Lebensmittel nicht verzehrt werden, landen sie im Müll. Im Grunde könnte man das dafür ausgegebene Geld gleich in den Müll werfen, dann hätte man sich den Aufwand mit dem Einkaufen gespart.

Diejenigen, die keine Lebensmittel wegwerfen können und wollen, ruinieren durch das Zuviel an Nahrungsaufnahme ihre Gesundheit und oft auch noch die der ganzen Familie.

Wenn Sie nicht im Supermarkt, sondern auf dem Markt oder im Bioladen einkaufen, sind Sie nicht dieser Vielfalt und den laufenden Lockangeboten ausgesetzt; Sie können sich an Ihre Einkaufsliste halten und haben am Ende nicht mehr im Einkaufswagen als vorgesehen, weil Sie nicht verführt wurden, noch dies und jenes zu kaufen, da es gerade so günstig angeboten wird.

Ist die Ware im Bioladen oder auf dem Markt etwas teurer, schonen Sie dennoch Ihr Portemonnaie, wenn Sie nur das einkaufen, was Sie wirklich benötigen. Falsches Einkaufsverhalten lernt natürlich auch das Kind, es wird sich später ebenso verhalten.

Mir fällt beim Einkaufen immer wieder auf, dass Menschen, die eigentlich mit jedem Cent rechnen müssen, alles Mögliche im Einkaufskorb liegen haben, nur kein Obst und Gemüse. Und wenn es doch Gemüse ist, dann sind es Fertigprodukte. Vor allem Soft- und Energy-Drinks, Zigaretten und Süßigkeiten werden in großen Mengen eingekauft. Diese Dinge sind sehr teuer, haben so gut wie keinen Nährwert, ruinieren die Gesundheit und die Figur, greifen den Zahnschmelz an und machen unruhig, nervös und fahrig.

Auch exotische Lebensmittel müssen nicht sein, sie werden zum Teil um die halbe Welt geflogen. Es ist unumstritten, dass wir für eine gesunde Ernährung viel Obst, Gemüse und Milchprodukte, so naturbelassen wie möglich, benötigen. Fleisch und Fisch in Maßen ist meines Erachtens durch nichts zu ersetzen. Die Veganer sagen natürlich etwas anderes, aber das überlasse ich Ihnen gerne selbst.

Aufgrund seines Wachstums und immer neuer Anforderungen benötigt das Kind eine gesunde und ausgewogene Ernährung. Ich bin der Meinung, dass nicht zu früh auf Kindernahrung verzichtet werden sollte. Kleine Kinder können verschiedene Speisen noch nicht verwerten, weil ihr Magen-Darm-Trakt noch nicht dazu in der Lage ist. Deshalb verursachen manche Speisen auch Bauchschmerzen, oft bleibt die Nahrung zu lange im Magen-Darm-Trakt, entwickelt Gase durch Vergärung und hat deshalb so gut wie keinen Nährwert mehr. Auch die Geschmacksknospen eines kleinen Kindes sind noch nicht genügend ausgebildet, sodass manche Speisen einfach zu scharf, zu bitter oder zu sauer sein können.

Manche Eltern prahlen damit, dass das Kind schon frühzeitig alles am Tisch mitisst. Meine Erfahrung dabei ist, dass die Kinder in Wirklichkeit gar nicht alles essen. Das Kind sitzt am Tisch, bekommt dies und das auf den Teller, nimmt das heraus, was es mag, und der Rest bleibt im Teller liegen.

Fangen Sie langsam an, das Kind auf die Nahrung der Erwachsenen einzustellen, und achten Sie genau darauf, was das Kind wirklich isst. Falls es damit Schwierigkeiten hat, bleiben Sie etwas länger bei der Kindernahrung. Irgendwann fängt es von selbst an, am Tisch mitzuessen.

Kochen Sie abwechslungsreich, und salzen und würzen Sie sparsam. Erwachsene können ja nachwürzen. Der Magen des Kindes kann noch nicht viel Nahrung auf einmal aufnehmen, daher ist es besser, öfter am Tag kleine Mengen an Nahrung anzubieten. Kleine Nahrungsmengen kann der Darm des Kindes bewältigen, bei großen Mengen wird er überfordert.

Richten Sie das Essen liebevoll her, das Auge isst ja bekanntlich mit. Essen soll Freude machen, daher sollte nicht zwischen Tür und Angel gegessen werden. Auch gut zu kauen ist wichtige, die Verdauung beginnt schließlich bereits im Mund. Wird der Tisch hübsch gedeckt, vielleicht mit Kerzen und Servietten, wird das Essen zusätzlich zu einem Genuss. Gebrauchte Servietten können anschließend als Unterlage beim Gemüse putzen usw. Verwendung finden.

Essen und Trinken halten bekanntlich Leib und Seele zusammen und machen zufrieden, glücklich und leistungsfähig, das wird leider oft vergessen. Hastiges Essen und Trinken, im Gehen und auf der Straße, liegen voll im Trend, mit den bekannten Folgen für die Gesundheit, das Wohlbefinden und den Verlust der Esskultur.

Beim Zubereiten der Mahlzeiten können Kinder schon frühzeitig mithelfen, auch das Tischdecken kann von Kindern übernommen werden.

Das Trinken nicht vergessen: Kräutertee, stilles Wasser, bei gutem Trinkwasser kann es auch Wasser aus der Leitung sein. Wenn Säfte dem Kind zum Trinken angeboten werden, dann nur verdünnt und nicht in den Abendstunden, denn Säfte können, wie schon erwähnt, den Schlaf des Kindes stören.

Frühstück

Biomüsli mit Milch oder Wasser, ohne Zucker, stattdessen mit Banane, Rosinen usw. Nicht jedes Kind frühstückt ausgiebig, deshalb muss entsprechend das Pausenbrot für den Kindergarten oder die Schule ausgewählt werden: ein Vollkornbrot mit Belag, eventuell mundgerecht geteiltes Obst, Trockenfrüchte, ungesalzene Nüsse. Ein Getränk wie oben beschrieben. Bringt das Kind das Pausenbrot regelmäßig wieder mit nach Hause, lassen Sie es mitplanen, was es als Pausenbrot mitnehmen möchte.

Mittagessen

Kinder essen gerne Karotten, Paprika, Tomaten, Gurken. Dieses Gemüse muss nicht zwingend gekocht sein, wenn das Kind es gerne roh isst. Erbsen, Brokkoli, Blumenkohl, Spinat, Kartoffeln mögen viele Kinder, besonders, wenn sie den Geschmack von den Gläschen her kennen.

Spaghetti und Pizza stehen bei Kindern hoch im Kurs. Um das Essen wertvoller zu machen, kann man unter die Spaghetti Gemüse mischen und die Pizza zusätzlich reichlich mit Tomaten, Paprika oder anderem Gemüse belegen. Auch Grillen mögen Kinder. Außer Fleisch und Wurst kann auch der Gemüsespieß, Maiskolben usw.

gegrillt werden, um auch hier ein vollwertiges Essen zu haben.

Abendessen

Das Abendessen sollte nicht zu spät und nicht zu reichlich eingenommen werden, denn über Nacht kann eine Mahlzeit schwer im Magen liegen. Vollkornbrot mit Belag und etwas Obst wie eine Banane oder ein Apfel sind in der Regel ausreichend. Zitrusfrüchte und Fruchtsäfte können über Nacht im Magen-Darm-Trakt gären. Kinder essen natürlich auch gerne Süßes, doch wenn sie nicht mit Süßem belohnt werden, werden sie sich auch selbst nicht mit Süßem belohnen.

Wenn Sie Plätzchen oder Kuchen backen, verwenden Sie Zucker sparsam. Zucker macht süchtig, dieses Phänomen macht sich die Lebensmittelindustrie zunutze.

30. Allergien

Allergien kann und sollte man frühzeitig vorbeugen!

Mittlerweile bekommt fast ein Drittel aller Babys im Laufe ihrer Entwicklung eine Allergie. Muttermilch ist die beste Säuglingsnahrung, wenn eine gesunde Lebensweise eingehalten wird. Eltern können das Risiko von Allergien minimieren, indem sie während der Schwangerschaft und der Stillzeit sowie mindestens ein halbes bis ein Jahr vor der Schwangerschaft auf Rauchen, Alkohol und andere Drogen und während der Schwangerschaft auf Kaffee, Cola und Medikamente wie Schmerz- oder Schlafmittel verzichten. Ob andere Medikamente erforderlich sind, müssen Sie mit Ihrem Arzt besprechen. Es gibt auch alternative Möglichkeiten, wie zum Beispiel Schüssler-Salze, Bachblüten oder Tees, um eine Linderung möglicher Beschwerden zu erreichen. Auch das von mir schon öfter genannte Buch *Klopfe dich frei* kann hilfreich sein.

Ihre Ernährung sollte ausgewogen sein und frisch zubereitet und viel Gemüse und Obst enthalten. Achten Sie auch auf Zusatzstoffe in der Nahrung, denn auch diese können eine Allergie begünstigen.

Viele industriell verarbeitete Lebensmittel stehen im Verdacht, Allergien auszulösen. Kinder nehmen auch vieles in den Mund und halten sich viel auf dem Boden auf. Saugen Sie den Boden und wischen Sie öfter Staub, um das Einatmen von allergenen Stoffen zu minimieren. Sorgen Sie für das Durchlüften der Kleidung, des Bettzeugs und anderer Textilien. Durch Ausschütteln minimiert sich die Anreicherung von Milben und allergenem Staub.

Gefährlich sind auch Weichmacher in Plastikspielzeug, da Kinder in der Regel das Spielzeug in den Mund nehmen. PVC-Verpackungen von Lebensmitteln und PVC-haltige Getränkeflaschen sollten ebenfalls nicht verwendet bzw. gekauft werden, wegen der Weichmacher, die bekanntermaßen gesundheitsschädlich sind. Wenn Sie Lebensmittel in Kunststoffverpackungen kaufen, nehmen Sie die Lebensmittel zum Aufbewahren aus der Kunststoffverpackung heraus.

Auch Waschmittel, Weichspüler und Duftstoffe können eine Allergie auslösen. Ebenso können Parfüms und manche Kosmetika zu allergischen Reaktionen führen.

Versuchen Sie das Kind möglichst lange zu stillen, um ihm ein gestärktes Immunsystem zu gewährleisten. Wenn Sie das Kind nach der Gläschenzeit auf Erwachsenennahrung umstellen, sollte das allmählich erfolgen, dann kann sich der empfindliche Verdauungstrakt besser an die Nahrung gewöhnen. So wird das noch nicht ganz entwickelte Immunsystem auch nicht überfordert. Denn ein schwaches Immunsystem ist ein guter Nährboden zur Entwicklung von Allergien und anderen Krankheiten.

Forscher haben herausgefunden, dass Kinder, die am Daumen lutschen, weniger Allergien entwickeln. Die Forscher vermuten, dass diese Kinder aufgrund der mikrobiologischen Organismen, die beim Daumenlutschen in den Körper gelangen, besser gegen Allergien geschützt sind. Allerdings sollte das Daumenlutschen möglichst nicht länger als bis zum zweitens Lebensjahr anhalten, damit sich der Kiefer des Kindes nicht verformt.

Auch das übertriebene Desinfizieren des Umfeldes eines Kindes kann zu einer Allergieentwicklung führen.

31. Freundschaften

Die Freundschaften, die das Kind vielleicht auf dem Spielplatz, im Kindergarten, in der Schule oder sonst wo schließt, sollten Sie auch kennenlernen, um beurteilen zu können, dass sich das Kind in Kreisen aufhält, von denen Sie ausgehen können, dass sie keinen negativen Einfluss ausüben.

Laden Sie den Freund, die Freundin oder die Freunde zu einem Zoobesuch oder Nachmittag auf einen Grillplatz ein. So können Sie sich ein Bild von diesen Freunden machen. Sind Sie mit dem einen oder anderen Freund, der einen oder anderen Freundin nicht einverstanden, sprechen Sie darüber. Sie können zum Beispiel fragen: »Hat dir das Grillen mit deinen Freunden gefallen?« Vielleicht sagt es von sich aus: »Ja, aber der eine oder andere war unmöglich, der oder die Sowieso hat sich alles unter den Nagel gerissen« usw. Dann merken Sie, dass es nicht blind Freundschaften schließt, sondern sehr wohl unterscheidet, wen es weiterhin als Freund oder Freundin haben möchte und wen nicht.

Sie können auch Freunde und Freundinnen zu sich nach Hause einladen, damit das Kind und auch Sie diese noch besser kennenlernen können. Entpuppen sie sich jedoch als Problemfreunde, machen Sie sie nicht schlecht, sondern formulieren Sie klar, was nicht in Ordnung war, und geben Sie dem Kind die Möglichkeit, sich selbst weitere Gedanken darüber zu machen und wenn nötig mit Ihrer Unterstützung eine Entscheidung zu treffen, die sowohl für das Kind als auch für Sie akzeptabel ist. Gehen Sie dabei so behutsam wie möglich vor, damit das Kind nicht durch offene Ablehnung eventuellem Mobbing ausgesetzt wird, denn verschmähte Freundschaften können leicht dazu führen.

Ist das Kind von einem Freund begeistert, der einen schlechten Einfluss ausübt und deshalb nicht tragbar ist, verbieten Sie den Umgang nicht, denn das treibt das Kind erst recht in dessen Arme. Überlegen Sie, warum es sich so einen Freund, so eine Freundin, gerade diese Freunde ausgesucht hat.

Manchmal liegt es daran, dass sich der betreffende Freund oder die betreffende Freundin alles trauen, auch Dinge, die sehr gefährlich sind oder gar illegal. Das kann begeistern, wenn sich Ihr Kind selbst nicht viel traut, wenn es ängstlich ist oder sich einfach nur schwach fühlt. Mit so einer Freundschaft versucht das Kind, sein Manko zu kompensieren.

In diesem Fall braucht es Hilfestellung. Verbieten Sie nicht alles, auch wenn es ein bisschen gefährlich ist. Machen Sie das Kind auf die Gefahren aufmerksam und zeigen Sie ihm auf, wie gefährliche Situationen abgewendet oder gemeistert werden können, damit es zum Beispiel trotzdem auf dem Klettergerüst herumturnen kann. Regen Sie es dazu an, über das gefährliche oder unsinnige Verhalten der vermeintlichen Freunde nachzudenken und sich zu fragen, ob die Waghalsigkeit wirklich bewundernswert ist.

Bieten Sie beim Spaziergang in der näheren Umgebung Klettermöglichkeiten an oder unternehmen Sie gemeinsam Radtouren oder Wanderungen mit Abenteuerpotential. Besuchen Sie zum Beispiel eine Burgruine oder einen verlassenen Steinbruch oder sonst eine natürliche Abenteuerlandschaft; auch eine Nachtwanderung bietet abenteuerliche Erfahrungen. Das Kind muss dann nicht bei Fremden das Abenteuer suchen und sich auch nicht auf unüberlegte, gefährliche Abenteuer einlassen.

32. Rituale

Rituale sorgen für Klarheit und den notwendigen Rhythmus im Alltag. Kinder benötigen genauso Rituale wie Erwachsene. Kinder bestehen geradezu auf Rituale, wenn sie sie einmal kennengelernt haben und merken, dass Rituale mit Freude verbunden sein können. Der Tag braucht Struktur, genauso die Woche und das Jahr. Ohne Rituale und Strukturen würden wir uns verlieren, wir würden uns fühlen wie in einem endlosen Raum, ohne oben und unten, ohne Anfang und Ende.

Wenn Sie zum Beispiel, wie im Kapitel »Schlafen« erwähnt, immer den gleichen zeitlichen Rhythmus mit dem Ritual der spielerischen Entspannung in der Badewanne praktizieren, stellt sich beim Kind automatisch Müdigkeit ein, sodass es ohne Proteste ins Bett geht.

Auch bei den Mahlzeiten gibt es Rituale, wie das gemeinsame Tischdecken, eventuell mit Kerze, Servietten und einem Gebet, das schafft eine gemütliche Atmosphäre. Ist das Kind alt genug, kann man ihm das Anzünden und Löschen der Kerzen überlassen, jedoch muss der Vorgang von einem Erwachsenen überwacht werden. Hier kann das Kind auch gleichzeitig mit Feuer umgehen lernen.

Ein Gong, der durch das Kind bedient werden kann, um alle Familienmitglieder zum Essen zu rufen, ist auch eine gute Sache. All diese Rituale stimmen auf die Mahlzeit ein und tragen zu einer entspannten Nahrungsaufnahme bei.

Ein Ritual wäre auch, von der Kleidung, die außer Haus getragen wird, zu Hauskleidung zu wechseln. Damit wird das positive Gefühl, zu Hause zu sein, verstärkt. Außerdem hat es auch einen hygienischen, gesundheitlichen Aspekt: Keime und Bakterien von außerhalb können sich nicht in der Wohnung ausbreiten.

Auch sollte dem Sonntag bzw. dem Wochenende eine andere Aufmerksamkeit entgegengebracht werden als dem Alltag. Zum Beispiel, indem man morgens gemeinsam frühstückt, an einem nett gedeckten Tisch. Oder mit dem Tragen von Sonntagskleidung; diese muss nicht viel aufwendiger sein als die Kleidung, die werktags getragen wird, nur ist es eben Kleidung, die nur am Sonntag oder zu besonderen Anlässen getragen wird. Dadurch wird der Sonntag noch zusätzlich aufgewertet und hebt sich stärker vom Alltag ab. So werden klare Übergänge von einer Woche zur nächsten geschaffen, das verschafft Ruhe und eine gewisse Sicherheit.

Auch Rituale, die von einer Generation auf die andere übertragen werden, schweißen die Familie zusammen. Hierzu gehören besonders die Feste wie Weihnachten, Ostern, Geburtstage usw. Das gemeinsame festliche Vorbereiten der Wohnung, des Essens und anderer dazu gehörender Tätigkeiten bewirken ein Wir-Gefühl.

Jahreszeitliche Rituale schaffen Vertrauen, Ruhe und Sicherheit. Wir alle brauchen Rituale, um unserem Leben Struktur zu geben.

33. Vernachlässigung, Missbrauch

Vernachlässigung, Kindesmisshandlung und sexueller Missbrauch von Kindern stellen gravierende Formen der Kindeswohlgefährdung dar. In allen gesellschaftlichen Schichten kann es zur Vernachlässigung, zu Kindsmisshandlung und Kindsmissbrauch kommen. Leider sind diese Vergehen am Kindeswohl keine Seltenheit, aus welchen Gründen auch immer. Manchmal aufgrund eigener Erfahrungen als Kind, aus Verantwortungslosigkeit, Bequemlichkeit oder sonst einer negativen Eigenschaft.

Um frei von solchen negativen Eigenschaften zu werden, kann man sich an Personen wenden, die Hilfestellung leisten können. Auch gibt es Literatur, um sich selbst von negativem Verhalten, negativen Handlungen oder negativen Gedanken zu befreien. Das Buch *Klopfe Dich frei* bietet zum Beispiel so eine Hilfe.

In jedem Fall muss auch der Partner voll verantwortlich miteinbezogen werden, um später keine unangenehmen Überraschungen zu erleben.

Eine besondere Gefährdung erfahren Kinder auch, wenn sie verängstigt sind oder überfordert, oder wenn ihnen das Gefühl vermitteln wird, nichts wert zu sein. Auch ein Mangel an Wärme, Zuneigung und Liebe spielen hier eine große Rolle.

Vernachlässigungen können sowohl körperlicher, emotionaler, kognitiver oder erzieherischer Art erfolgen oder aufgrund unzureichender Beaufsichtigung. Säuglinge und Kleinkinder sind hierbei besonders gefährdet, da sie ganz und gar von der Fürsorge der Erwachsenen abhängig sind. Ohne Fürsorge wissen sie instinktiv, dass sie verloren sind. Unterlassene Aufsicht, mangelnder Schutz und mangelhafte Ernährung sind nach der Erfahrung der Jugendämter die typischen Vernachlässigungen im Säuglings- und Kleinkindalter.

Fühlt man sich als Eltern mit der Kindeserziehung und Kindesversorgung überfordert, ist es keine Schande, wenn man sich an das Jugendamt oder an den Jugendschutzbund wendet, bevor es zu Vernachlässigung, Misshandlung oder sonstigen Kindeswohlvergehen kommt. Oft resultieren die Überforderungen aus der eigenen Kindheit oder der Jugendlichkeit der Mutter bzw. der Eltern. Auch das Umfeld, in dem die Mutter bzw. die Eltern aufgewachsen sind, spielt eine Rolle.

Kinder mit schwierigem Charakter oder einer Behinderung verlangen mehr von den Eltern; hier kann es leicht zu einer Überforderung kommen. In jedem Fall ist es von Vorteil, wenn noch andere verlässliche Personen mit Rat und Tat zur Seite stehen. Bei Überforderung ist es ratsam, es erst gar nicht zu großen Konflikten und Problemen kommen zu lassen. Das Versäumte kann in aller Regel nicht nachgeholt und nur mit viel Aufwand wieder gutgemacht werden. Ist der Partner das Problem, wäre eine Trennung vorzuziehen, statt die psychische oder physische Schädigung des Kindes in Kauf zu nehmen.

Oft werden die Warnzeichen der Kinder übersehen, ignoriert, totgeschwiegen oder gar vertuscht.

34. Dem Leben einen Sinn geben

Sie als Eltern sind meiner Meinung nach gefordert, Ihren Kindern den Sinn des Lebens zu vermitteln, Ziele vorzugeben und zukunftsweisende Möglichkeiten aufzuzeigen.

Es wird immer wichtiger, dass die Kinder einen Sinn in ihrem Leben sehen lernen und nicht nur ziellos in den Tag hineinleben. Das In-den-Tag-hinein-Leben macht lustlos, antriebslos und bereitet den Boden für Süchte und riskante Aktivitäten sowie für manche unliebsame Verhaltensweisen vor, die nicht in Ihrem Sinn sein können. Wer den Lebenssinn nicht kennt, wird immer unzufrieden und mürrisch sein und leicht beeinflussbar für Dinge, die ohne Anstrengungen, Ausdauer und Entbehrungen erreichbar sind.

Das ist leider vielen Menschen nicht klar. Sie formulieren ihre Ziele nicht und haben auch keine klare Vorstellung vom Lebenssinn. Wer nicht weiß, wohin er will oder warum er dieses oder jenes macht, wird unzufrieden und sieht bald keinen Sinn mehr in dem, was er täglich tut. Das kann zu ungerechtem Verhalten anderer Menschen gegenüber führen sowie zu Neid, Missgunst, Gewalt, ja sogar zu Depressionen, Burnout, Schlafstörungen, körperlicher Schwäche und in letzter Konsequenz sogar zum Selbstmord.

Natürlich haben viele Menschen Ziele. Diese Ziele muss man sich immer wieder vor Augen führen, damit im

Alltag Motivation und Begeisterung erhalten bleiben, um die gesetzten Ziele auch verfolgen und erreichen zu können.

Setzen Sie sich die Ziele nur so hoch, dass auch die Möglichkeit besteht, sie erreichen zu können. Wer laufend seinen Zielen hinterherhechelt und keines je erreicht, erlebt Frust, Stress, Unzulänglichkeiten und Versagensängste. Wer jedoch seine Ziele erreicht und diese auch genießen kann, wird ein zufriedener, kreativer und erfolgreicher Mensch.

35. Kreativität

Kinder sind fantasievoll und kreativ, spielen gestalterisch, probieren so manches aus und schaffen kleine Kunstwerke. Sie setzen sich aktiv mit ihrer Umwelt auseinander.

Ein Motivationsschub ist dennoch notwendig, da ja alles fremd und unbekannt ist. Kinder kann man auf eine Blume, einen Käfer, auf Steine, Schnecken und Tannenzapfen aufmerksam machen oder auf andere schöne Dinge. Auch Verschiedenes aus dem täglichen Leben kann das Kind zur gestalterischen Tätigkeit anregen. Man kann so Vieles in der Natur finden, es müssen nicht immer teure Spielsachen oder teures Bastelmaterial sein. Kinder sind oft mit weniger zufrieden, als sich das Erwachsene vorstellen können. Abfallholz gibt es in der Schreinerei bestimmt kostenlos, außerdem riecht es dort so schön nach Holz, auch das kann den Kindern vermittelt werden. Wenn man mit ihnen einfach so irgendwo hingeht und freundlich fragt, erhält man in der Regel kein Nein. Diese Erfahrung habe ich mit meinem Sohn gemacht.

Zum Basteln genügt oft auch eine Illustrierte. Diese eignet sich gleichzeitig gut, um den Umgang mit der Schere zu erlernen, wenn das Kind die Bilder ausschneidet.

Lassen Sie Ihrer Kreativität und der Ihres Kindes freien Lauf. Greifen Sie nur ein, wenn es um die sichere Handhabung von Schere, Messer, Säge, Hammer oder anderer schwierig zu handhabender Gegenstände geht, oder wenn Sie vom Kind aufgefordert werden, ihm bei einer schwierigen Handhabung behilflich zu sein. Geben Sie dann aber wirklich nur Hilfestellung, nicht die Bastelei an sich reißen und womöglich nach eigenen Vorstellungen zu Ende basteln. Damit erreichen Sie nur, dass das Kind bei der geringsten Schwierigkeit aufgibt und nichts zu Ende bringt.

Gemeinsames Basteln und Gestalten mit anderen Kindern fördert auch das soziale Verhalten. Das Wir-Gefühl stärkt den Zusammenhalt mit der Familie und den Freunden. Mit jedem gelungenen Kunstwerk wächst das Selbstbewusstsein.

Was aber das Kind in seinem Verhalten, seiner Kreativität und seiner sozialen Entwicklung nicht weiterbringt, ist, wenn alles, was das Kind produziert, durch Sie überschwänglich gelobt wird, ohne ihm, natürlich mit der nötigen Sensibilität, Schwachstellen aufzuzeigen.

Sie können zum Beispiel sagen: »Das hast du gut hinbekommen, das Bild ist dir gut gelungen, du kannst immer besser mit Pinsel und Farbe umgehen. Wenn du nächstes Mal nicht ganz so viel Wasser nimmst, werden die Farben noch schöner und die Konturen noch sichtbarer.«

Manche Eltern meinen, wenn sie Kritik üben, hinterlasse das physische Schäden. Das müssen Sie jedoch nicht befürchten, wenn nicht einfach nur herumkritisiert wird, weil Sie meinen, das Bild müsse nach Ihren Vorstellungen gestaltet sein. Mit konstruktiver Kritik kann das Kind gut umgehen, denn es will ja lernen, immer besser zu werden.

36. Rechte und Pflichten

Schon im Kindesalter müssen den Kindern die Rechte und Pflichten erklärt und nahegebracht werden.

Tragen Sie Ihrem Kind altersgerechte Pflichten auf, die es gut bewältigen kann, damit es nicht zum Frust kommt und Sie ihm dadurch die Freude an der Pflichterfüllung nehmen. Kinder sind begeistert, wenn sie Dinge selbstständig bewältigen und erledigen können. Sie fühlen sich dadurch nützlich und anerkannt.

Bei gut gelungener Pflichtbewältigung muss unbedingt am Ende Lob stehen. Das macht Ihr Kind stolz, und es wird dadurch angespornt, weitere Pflichten zu übernehmen. Loben Sie aber nicht zu überschwänglich. Zu viel Lob macht das Kind schwach.

Passen Sie alles immer dem Alter des Kindes an. Verzweifeln Sie nicht, wenn Sie immer und immer wieder die gleichen Ermahnungen aussprechen müssen. Auch wir Erwachsene brauchen manchmal lange, um unsere Pflichten zur vollen Zufriedenheit zu erledigen.

Haben Sie Geldsorgen oder andere Sorgen, führen Sie Ihr Kind behutsam an die Probleme heran, allerdings ohne ihm Angst zu machen.

Ist die Geldnot einmal sehr groß, kann das Taschengeld ruhig um die Hälfte gekürzt werden. Damit hat das Kind die Möglichkeit, etwas zur Verbesserung der

Geldsorgen beizutragen. Das stärkt den Familienzusammenhalt und die Mitverantwortung.

Kinder dürfen nicht ausgegrenzt werden, sei es aus Scham, sei es weil Sie denken, das Kind nicht damit belasten zu können oder zu wollen. Meiner Meinung nach ist es falsch, aus irgendwelchen Gründen mit den Kindern nicht über finanzielle Probleme zu reden. Kinder haben eine Antenne für Probleme in der Familie und bekommen mehr mit, als wir uns träumen lassen. Werden sie nicht mit eingebunden, fühlen sie sich ausgeschlossen, und das Vertrauen zu den Eltern leidet erheblich. Das kann bei manchen Kindern zu Depressionen führen, weil sie ja keine Möglichkeit haben, mit Ihnen über die erahnten, vor ihm verschwiegenen Probleme zu sprechen. Kinder wenden sich dann gerne an ältere Freunde, mit denen sie glauben, ihr Problem lösen zu können. Das schlägt allerdings in den meisten Fällen fehl, mit all seinen Folgen.

Glauben Sie mir, Kinder haben oft viel Verständnis, wenn mit ihnen über die Probleme gesprochen und ihnen auch zugetraut wird, zu einer Lösung beizutragen. Kinder haben genauso die Pflicht, sich sozial, verantwortlich und hilfsbereit zu verhalten wie ihre Eltern. Es liegt an Ihnen, ob Sie dem Kind die Chance dazu geben. Es ist das Recht des Kindes, Bescheid zu wissen, und Ihre Pflicht, Ihr Kind miteinzubeziehen.

37. Sexualität

Sexualität ist für manche Eltern ein schwieriges Thema. Es ist aber von allergrößter Bedeutung, wenn es um die Sexualität des Kindes geht.

Wichtig ist, sich so natürlich wie möglich dem Kind gegenüber zu verhalten. Mütter sind besonders gefragt, wenn es um die Sexualität geht. Besonders dann, wenn das Kind ein Junge ist, denn das andere Geschlecht ist eben anders, tickt anders.

Kleinkinder haben bereits eine Sexualität, dem müssen Mütter und Väter Rechnung tragen. Beim Reinigen des Kindes im Intimbereich muss man besonders sensibel und behutsam vorgehen. Ein Kind darf auf keinen Fall in irgendeiner Weise stimuliert werden.

Ist das Kind so alt, dass es sexualerzieherische Bilderbücher anschauen kann, dann beginnen Sie mit einem geeigneten Buch, damit das Kind spielerisch die Unterschiede zwischen den Geschlechtern kennenlernen kann.

Der Liebesakt ist für ein Kleinkind, wenn er in kindergerechten Bildern dargestellt wird, kein Problem. Für kleine Kinder ist es interessant zu erfahren, wie sie selbst entstanden sind und wie ein Kind gezeugt wird. Das wird ganz unverfänglich und neutral bewertet. Bis ein Kind den komplexen Zusammenhang begriffen hat, wird es die Bilder immer und immer wieder anschauen, denn es ist von seiner Entstehung fasziniert.

Bilder werfen natürlich auch Fragen auf, die Sie mit einfachen, verständlichen Worten, mit Ästhetik und gutem Geschmack, erklären müssen, damit das Kind nicht eventuell falsche Schlüsse zieht.

Wächst ein Junge oder ein Mädchen heran, reicht diese Aufklärung natürlich nicht aus. Sie ist ein gutes Wissenspolster, aber die Fragen gehen weiter. Kinder kommen immer wieder mit Sexualität in Kontakt, etwa wann zufällig im Fernsehen eine Szene gesendet wird, die Fragen aufwirft. (Kinder sollten allerdings von gewissen Sendungen ferngehalten werden.)

Beantworten Sie alle seine Fragen zum Thema Sexualität. Sagen Sie nicht: »Das verstehst du noch nicht, das sage ich dir, wenn du älter bist.« Das schafft Misstrauen und treibt das Kind in die Arme solcher, die angeblich Bescheid wissen.

Wenn Sie unsicher sind, nicht darüber reden können oder Angst haben, etwas Falsches zu sagen, holen Sie sich Hilfe. Fragen Sie Ihren Arzt, er kennt sicher Anlaufstellen, die Ihnen weiterhelfen können. Verdrängen oder Abwarten ist der total falsche Weg. Es ist so wichtig, dass Kinder in der Sexualität stabil erzogen werden, denn sonst kann es zu Abweichungen der normalen, gesunden Sexualität kommen.

Es kann passieren, dass ein Kind eine Irritation bzw. ein Junge einen Orgasmus bekommt, wenn er das entsprechende Alter erreicht hat. Das ist vom Zeitpunkt her unterschiedlich. Je nach körperlicher Entwicklung kann es so ab dem zehnten Lebensjahr geschehen.

Wenn so ein Orgasmus durch eine Handlung oder Berührung ausgelöst wird, die nicht dem normalen, gesunden Sexleben zugeordnet werden kann, ist es notwendig, den Mut zu haben, mit dem Kind auch diesen Punkt offen anzusprechen und ihm zu erklären, dass das kein Problem ist, weil diese sexuelle Äußerungen des Körpers in sehr jungen Jahren oft unkontrolliert ablaufen können, jedoch überhaupt nichts mit der Sexualität zwischen Mann und Frau zu tun haben.

38. Intelligenz

Wie ich im Kapitel »Ihr Kind weiß mehr!« bereits erwähnt habe, verbrachte Ihr Kind neun Monate in engem Kontakt mit Ihnen. Der Embryo hatte viel Zeit, aufzunehmen und zu speichern, was er durch Gedanken, Gefühle, ja selbst durch Gespräche von Ihnen erfuhr. Dieses Wissen bringt das Baby mit auf die Welt. Sie können dem Kind nichts vormachen, denn alle Ihre Gefühle, Regungen und Ihr Verhalten werden vom Kind durchschaut.

Da das Kind schon so viel Erfahrung mitbringt, ist es leicht verständlich, dass es je nach Temperament, Charakter und Geschlecht ein spezifisches Verhalten an den Tag legt. Kinder kann man leicht lernbereit erziehen. Sie sind von Natur aus neugierig auf alles und möchten selbst etwas können, nicht nur gepflegt und gefüttert werden.

Unterstützen Sie Ihr Kind in seiner Freude am Lernen. Loben Sie es, wenn es etwas Neues gelernt hat oder etwas besser kann als zuvor, übertreiben Sie aber nicht mit Lob, denn das macht Ihr Kind überheblich, besserwisserisch und in letzter Konsequenz auch faul.

Eine tiefe innere Bindung an die Mutter fördert das Lernvermögen des Kindes. Heimkinder, die keine innere Bindung erfahren haben, haben meistens trotz angeborener Intelligenz Probleme beim Lernen.

Lernen erfordert Geduld und Ausdauer, auch von den Eltern. Der Weg dorthin ist schwierig. Nehmen Sie Ihrem Kind beim Lernen nichts ab, sondern unterstützen Sie es, wo es notwendig ist.

Ist das Kind erst einmal in der Schule, braucht es Zuhause ein Lernumfeld, das möglichst keine Ablenkung zulässt, das frei ist von Lärm, Unruhe oder Dingen, die es vom Lernen abhalten.

Lassen Sie das Kind immer wieder Ruhepausen einlegen, zwischendurch etwas trinken, eventuell etwas essen, jedoch nichts Süßes, da Süßes nur kurzfristig Energie liefert und Zucker, wie schon erwähnt, ungesund ist. Genügend Flüssigkeit fördert das Lernvermögen. Auch Bewegung zwischendurch hilft dem Kind, um sich wieder besser konzentrieren zu können. Durch Bewegung kommt der Kreislauf in Schwung, das Gehirn wird besser durchblutet und daher auch besser mit Sauerstoff versorgt. Genügend Flüssigkeit hilft, auch den Kreislauf stabil zu halten.

Sport schafft zum Lernen den besten Ausgleich, da das lange Sitzen in der Schule und bei den Hausaufgaben dem Körper, speziell dem jugendlichen Körper, nicht zuträglich ist. Achten Sie auch darauf, dass das Kind ausreichend Schlaf bekommt, denn gut ausgeschlafene Kinder sind aufmerksamer. Während der Körper schläft, verarbeitet das Gehirn die Informationen, die es tagsüber aufgenommen hat.

Werden alle diese wichtigen Voraussetzungen nicht erfüllt, können die besten Intelligenzanlagen nicht zum Tragen kommen.

Wissenschaftler sind auch der Meinung, dass die Dickleibigkeit mancher Kinder nicht nur durch zu viel Süßes, zu viel Fettes und zu wenig Bewegung entsteht, sondern auch durch zu wenig Schlaf. Der Körper benötigt Energie, um die Lebensmittel zu verdauen. Fehlt ihm die Energie durch zu wenig Schlaf, führt das unweigerlich zur Fettleibigkeit. Umgekehrt fehlt durch zu viel Nahrungsaufnahme auch die Energie zum Lernen.

Lob in gesundem Maße, Liebe, Achtsamkeit und Wertschätzung sind das Schmieröl des Denkens und Lernens.

39. Sich sicher ausdrücken

Sich vollkommen sicher ausdrücken und deutlich artikulieren zu können, ist eine Fähigkeit, die geübt und gefördert werden muss.

Ist ein Kind nicht fähig, klar und deutlich zu sagen, was es meint und was es fühlt, sei es aus Nervosität oder Schüchternheit, wegen unklarer Gedanken oder eines Sprachfehlers, braucht es Zuwendung, Unterstützung und Übung.

Bleibt die Fähigkeit des vollkommen sicheren Ausdrucks des Kindes auf der Strecke, kann sich seine Persönlichkeit nicht voll entwickeln, und es wird oft nicht richtig verstanden und anerkannt. Das Kommunizieren der Wünsche, Bedürfnisse, Vorstellungen und Gedankengänge im Beruf und der Gesellschaft sind Grundvoraussetzungen, um Erfolg im Leben zu haben.

Viele Eltern wollen ihre Erziehung so ausrichten, dass ein guter, erfolgreicher und wertvoller Mensch aus ihrem Kind wird.

Sprechen Sie mit Ihrem Kind vom ersten Tag der Geburt an. Formulieren Sie die Sätze so, dass diese zum Verständnis des Kindes beitragen. Verfallen Sie nicht in eine alberne Sprache und schon gar nicht in grammatikalisch falsche Ausdrucksweise. Zu glauben, so könne das Kind einen besser verstehen, ist ein Irrtum! Auch wenn das Kind noch nicht sprechen kann, versteht es durch den Klang der Stimme sowie Mimik und Gestik so manches, das sich in sein Gedächtnis einprägt, ob falsch oder richtig.

Erst allmählich versucht das Kind, einzelne Wörter zu formulieren und beginnt damit zu kommunizieren. Geschieht die Kommunikation auf Augenhöhe, lernt das Kind mit der Zeit, sich verständlich auszudrücken und auch seine Bedürfnisse, Empfindungen und Gedanken in Worte zu fassen.

Das heißt natürlich nicht, dass Babys noch nicht kommunizieren. Sie kommunizieren durch Bewegung, Blicke, Mimik und Laute.

Die Entwicklung der Kommunikation braucht Geduld und viel Übung. Lassen Sie das Kind immer wieder zu Wort kommen, lassen Sie es auch an Unterhaltungen teilnehmen, dann lernt es, auch vor fremden Menschen frei und ungezwungen zu sprechen.

Verbessern Sie beim Sprechen das Kind nicht. Wird es während seines Sprechens immer wieder verbessert, getraut es sich nicht, frei und ungezwungen zu sprechen und schon gar nicht vor anderen Menschen.

Hat das Kind seine Rede beendet, können Sie es auf das eine oder andere falsch gewählte oder falsch ausgesprochene Wort hinweisen.

40. Lernen

Lernen ist wichtig, das ganze Leben muss gelernt werden, der Mensch lernt nie aus. Kinder lernen vom ersten Tag der Geburt an.

Es ist an uns, dem Kind eine gute Basis zu schaffen, damit es stressfrei lernen kann. Lernen kann nicht durch Druck, Gewalt oder Erpressung funktionieren. Lernen sollte Freude machen. Kleine Kinder haben Freude am Lernen. Sie lernen spielerisch, sind stolz, etwas zu können und dabei immer selbstständiger zu werden.

Es muss jedoch nicht hinter jedem Spiel ein Lernziel stehen. Kinder lernen aus allem, und wenn es nur mit dem Kochlöffel auf einen Kochtopf trommelt. Freies Spielen fördert die Kreativität. Spielen mit einem vorgegeben Lernziel behindert die Kreativität und blockiert mehr, als dass es fördert.

Leider fängt das Dilemma oft bei Schulkindern an. Sie lernen in der Schule ungern. Es kann sein, dass die Eltern die Erwartungen zu hoch setzen, weil sie den Eindruck haben, das Kind sei überdurchschnittlich begabt. Die Enttäuschung ist groß, wenn sie bemerken, dass dem doch nicht so ist.

Zu viel Fernsehen, Computerspiele und sonstige Überfrachtung und Überreizung führen sehr häufig zu Lernverweigerung und Lernschwierigkeiten. Durch zu wenig Schlaf kann das Gehirn des Kindes nicht zur vollen Leistung ausreifen. Das Gehirn braucht dringend Ruhephasen, insbesondere das Gehirn des Kindes.

Vermeiden Sie auf jeden Fall negative Botschaften, auch wenn Sie meinen, Grund dazu zu haben. Negative Botschaften verankern sich im Gedächtnis des Kindes. Sagen Sie nie »Du bist halt dumm«, wenn das Kind in Ihren Augen nicht so lernt, wie es Ihnen passt. Sagen Sie nie »Du bist faul«, weil das Kind die Hausaufgaben nicht in dem Tempo erledigt, das Sie vorgegeben haben. Schimpfen Sie nie über eine schlechte Note, spenden Sie dem Kind dagegen Trost. Sagen Sie ihm: »Du hast heute eine Fünf in Mathe geschrieben, das zeigt uns, dass wir noch etwas mehr üben müssen, damit die nächste Arbeit besser ausfällt.« Oder: »Du brauchst sehr lange für deine Hausaufgaben. Was können wir tun, damit du schneller damit fertig wirst?« usw.

Sie können auch vereinbaren, dass es die Aufgaben wenn möglich auf mehrere Tage verteilt. Sorgen Sie zwischen den Hausaufgaben für genügend Ausgleich, durch Bewegung, Musik usw. Gehen Sie öfter mal in die Schule, auch wenn nicht wirklich Probleme anstehen, und erkundigen Sie sich über die Lernleistung des Kindes, um eventuell gezielt mit dem Kind üben zu können.

Bei laufendem Widersetzen des Kindes gegen die Übungsstunden sollten Sie Ihr eigenes Verhalten überdenken. Beschäftigen Sie sich mit dem Kind um des Kindes willen und nicht im Hinblick auf seine Leistung. Das Kind muss sich geliebt und angenommen fühlen, auch wenn die schulischen Leistungen nicht Ihren Vorstellungen entsprechen.

Ein Kind, das von seinen Eltern Anregungen bekommt, wie es sein Lernpensum besser bewältigen kann, wird sich auch selbst Gedanken dazu machen und Eigenverantwortung übernehmen, um Lernziele zu erreichen.

Nicht jedes Kind muss eine Oberschule besuchen, und nicht jedes Kind muss studieren. Oft sind Kinder handwerklich sehr begabt und werden von den Eltern trotzdem in ein Studium gedrängt. Meist hat das nur mit Eitelkeit zu tun. Die Eltern meinen, sie könnten nur mit einem Kind glänzen, das studiert. Wenn es dadurch zum Versager wird, wird das dann einfach ausgeblendet.

Ein Konzentrationsspray (Crematis) kann zum Einsatz kommen, wenn das Kind dazu neigt, gedanklich laufend abzuschweifen und sich in eine Traumwelt zu flüchten.

Fehlt es dem Kind an Selbstvertrauen, können einige Kastanien unter die Matratze gelegt werden. Kastanien sollen auch schädliche Strahlen abhalten; auf jeden Fall ist es ein Mittel, das nichts kostet und keine Nebenwirkungen hat.

Lernen heißt, den Horizont zu erweitern. Stures Auswendiglernen hilft überhaupt nicht weiter. Hat das Kind ein schwieriges Thema zu lernen, können Sie das Thema nebenbei aufgreifen, um ihm so den Zugang zu erleichtern.

41. Mobbing

Mobbing kann vorliegen, wenn Sie bei dem Kind einen plötzlichen Leistungsabfall bemerken, wenn es die Schule schwänzt oder keine Freunde mehr hat, wenn immer wieder Sachen des Kindes fehlen und wenn das Kind oft krank ist. Wenn es sogar anfängt zu stehlen, sein Sparschwein plündert und auf alles und jedes aggressiv reagiert, dann ist auf jeden Fall Gefahr im Verzug. Dann muss unverzüglich gehandelt werden, bevor es immer tiefer in diesen Sog hinein gerät.

Eine Aussprache mit dem Lehrer kann hilfreich sein, um eventuelle pädagogische Maßnahmen ergreifen zu können. Auch ein Gespräch mit den Eltern der mobbenden Kinder kann zur Klärung beitragen.

Leider reden die wenigsten Kinder über Mobbing. Entweder schämen sie sich oder sie glauben, dass ihr Verhalten die Ursache dafür ist, dass sie gemobbt werden. Daher sind Sensibilität und behutsame Aufklärung notwendig.

Manche Kinder haben auch Angst, als Versager zu gelten, weil sie nicht anerkannt werden, nicht dazugehören, keinen Freund oder keine Freundin haben.

Es sind nicht selten Kinder mit sehr guten schulischen Leistungen, die gemobbt werden. Hier sind oft Neid und Missgunst im Spiel. Oder das Kind hat unüberlegt etwas Persönliches, Vertrauliches ausgeplaudert, das zum

Mobben angeregt hat. Auch verschmähte Freundschaften können ein Grund für Mobbing sein, wie schon im Kapitel »Freundschaften« erwähnt.

Ein gutes Selbstbewusstsein hilft über manche Schwäche hinweg, die sich vielleicht nicht so leicht ablegen lässt, weil sie körperlicher Natur ist.

Sprechen Sie von Anbeginn der Schulzeit immer wieder über mögliche Probleme und wie Mobbing vermeidbar ist. Sie müssen dem Kind Mut machen, sofort mit Ihnen darüber zu sprechen, falls es zu Mobbing kommt. Je früher es zu einer Lösung kommt, desto weniger nimmt das Kind Schaden.

42. Lese-Rechtschreibschwäche

Was steckt dahinter?

Es gibt Fälle, in denen das Kind Probleme hat, seine Blicke zu steuern. Gerade beim Lesen müssen die Augen sehr präzise gesteuert werden. Liest das Kind nicht, weil es diese Schwierigkeiten hat, folgt gleichzeitig eine Schwäche beim Schreiben, da Lesen und Schreiben in einem engen Zusammenhang stehen. Es ist auf jeden Fall ratsam, einen Spezialisten aufzusuchen, um das untersuchen zu lassen.

Kinder mit einer Koordinationsstörung leiden meist auch an einer Lese-Rechtschreibschwäche, weil sie nicht in der Lage sind, die Buchstaben im Kopf richtig zusammenzubringen. Hier sollte ebenfalls ein Spezialist zu Rate gezogen werden.

Bobath-Turnen verbessert die Koordination des Kindes.

Mir ist aufgefallen, dass Kinder, die nicht eindeutige Rechts- oder Linkshänder sind, auf dem Gebiet des Lesens und Schreibens gewisse Schwierigkeiten haben.

Eine gute Methode, Lesen und Schreiben zu lernen, hat man in einer Schule in den USA entwickelt. Dort werden die zu erlernenden neuen Wörter gesungen. Im Singsang übt sich anscheinend alles besser.

Beim Erlernen von schwierigen Wörtern, die immer wieder falsch geschrieben werden, können Eselsbrücken sehr nützlich sein, da Eselsbrücken sich oft leichter einprägen.

So wie Sie dem Kind vieles erklären, damit es die Zusammenhänge verstehen kann, so können Sie ihm auch unsere Sprache erklären, damit es einen besseren Zugang zu unserer Sprache bekommt und die Scheu vor dem Lesen und Schreiben verliert.

Stures Abschreiben oder Auswendiglernen hilft in aller Regel nicht viel. Ein spielerischer Zugang zum Lesen und Schreiben ist allemal besser und entspricht der Mentalität der meisten Kinder eher.

Wird in der Familie viel gelesen und dem Kind oft vorgelesen, verschaffen Sie ihm auch damit den Zugang zum geschriebenen Wort.

43. Bloßstellen

Kinder dürfen nicht bloßgestellt werden!

Gibt es Probleme, zum Beispiel ein Fehlverhalten des Kindes in Gegenwart anderer, schimpfen Sie nicht drauflos, solange Sie nicht unter sich sind. Selbst vor Geschwistern sollten Sie eine gewisse Zurückhaltung üben.

Das heißt jedoch nicht, dass Fehlverhalten toleriert werden sollte. Ist das Fehlverhalten sehr gravierend ausgefallen, erfordert es eine sofortige Rüge. Nehmen Sie das Kind am besten an die Hand, gehen Sie mit ihm nach draußen, eventuell in ein anderes Zimmer. Auch ein Toilettengang mit dem Kind kann dazu dienen, die Situation mit der notwendigen Konsequenz ohne Zuhörer zu klären. Dem Kind verschaffen Sie somit die Möglichkeit, vor den anderen sein Gesicht zu wahren. Es ist dadurch nicht gezwungen, sein Fehlverhalten auf andere zu transferieren.

Kinder wie auch Erwachsene haben nämlich das Bestreben, bei entstandener Wut, bei Frust oder unguten Gefühlen den eventuellen Gesichtsverlust abzuwenden, indem sie ihre Probleme auf Geschwister, Freunde oder auch auf Sie fokussieren.

Was Wut, Frust und Scham durch wiederkehrendes Bloßstellen an aggressivem Verhalten bei Kindern, Jugendlichen und Erwachsenen auslösen kann, wird uns immer wieder vor Augen geführt.

Bestehen Sie auch nicht mit aller Macht auf Entschuldigungen oder Danke-Sagen, denn das fällt manchen Kindern ausgesprochen schwer. Wenn in der Familie eine Entschuldigungskultur und Dankeskultur gepflegt wird, wird das Kind sich auch leichter entschuldigen oder bedanken.

Sollte das Bedanken oder Entschuldigen nicht funktionieren, gibt es die Möglichkeit, dass Sie das Kind bitten, Ihnen die Entschuldigung oder den Dank ganz leise ins Ohr zu sagen, daraufhin sagen Sie die Entschuldigung oder den Dank im Namen des Kindes laut. Irgendwann lernt das Kind, sich zu bedanken oder zu entschuldigen.

44. Einzelkinder oder mehrere Kinder?

Was spricht für ein Einzelkind?

Man könnte meinen, Einzelkinder seien die glücklicheren, kreativeren und leistungsfähigeren Kinder, denn sie bekommen die ganze Zuwendung und Aufmerksamkeit der Eltern, müssen nicht teilen und werden von allen Familienmitgliedern geliebt. Sie unterliegen keinem Vergleich, müssen mit keinem Geschwister konkurrieren und können davon ausgehen, dass man immer alles dafür tun wird, damit es ihm an nichts fehlt.

Ist das nun erstrebenswert für ein Kind?

Natürlich gibt es Kinder, die keine Geschwister haben wollen, besonders wenn sie jahrelang Hahn im Korb waren. Doch in der Regel wünschen sich Kinder Geschwister, Mädchen wünschen sich einen großen Bruder oder eine kleine Schwester usw. Auch wenn mehrere Kinder im Haushalt mehr Arbeit, Fürsorge und Zuwendung benötigen, gibt es auf der anderen Seite Entlastung in vielen Bereichen, etwa durch gemeinsames Spielen, Nachahmung in Fertigkeiten, Mithilfe in schwierigen Situationen usw. Das kann für die Eltern eine große Entlastung bedeuten.

Ebenso verteilt sich die Mitarbeit im Haushalt auf mehrere Hände, wenn Sie frühzeitig damit anfangen, je nach Begabung und kindlicher Fähigkeit den Kindern Aufgaben zuzuweisen. Wichtig ist in allen erzieherischen Bereichen die Überwachung, dass kein Kind übervorteilt wird und die erzieherischen Maßnahmen auch befolgt werden.

Wenn sich Fehlverhalten, egal welcher Art, erst einmal eingespielt und für das Kind sogar bewährt hat, ist es sehr schwer, das Kind davon zu überzeugen, dass sein Verhalten nicht richtig ist. Das Kind denkt: »Es ist doch bisher gut gegangen, warum sollte das geändert werden?« Deshalb müssen alle erzieherischen Maßnahmen überwacht werden.

Ich habe schon oft erlebt, dass Eltern zwar ein Verbot aussprechen, sich jedoch nicht um die Einhaltung kümmern, sich sogar wegdrehen, obwohl sie wissen, dass hinter ihrem Rücken genau das geschieht, was sie zuvor verboten haben. Ich hatte dann immer den Eindruck, das die Eltern den anderen mit dem Verbot nur signalisieren wollen: »Ich erlaube nicht alles, ich erziehe mein Kind.«

Gibt es mal Gründe, warum eine erzieherische Maßnahme nicht durchgeführt werden kann, sei es, weil das Kind krank ist oder weil Sie Besuch haben, wodurch leicht eine gewisse Unruhe und Ablenkung in das tägliche Familienleben kommen kann, dann müssen die Kinder darauf hingewiesen werden, dass aus diesem oder jenem Grund die täglichen Pflichten sich etwas ändern oder für eine gewisse Zeit ganz wegfallen.

Kindern muss klargemacht werden, warum Sie darauf bestehen müssen, dass auch sie sich am Haushalt beteiligen. Verweisen Sie darauf, dass es schön ist und Sie sich immer wieder darüber freuen, dass es so manches zur Bewältigung der Hausarbeit beiträgt und Sie sich darauf verlassen können. Natürlich müssen die Kinder sich auch blind auf Sie verlassen können.

Machen Sie dem Kind oder den Kindern verständlich, dass durch ihre Mithilfe mehr Zeit für gemeinsames Spielen und für die Hobbys usw. bleibt.

Je mehr Sie das Kind oder die Kinder bei Entscheidungen, die diese schon mitentscheiden können, ins Familienleben miteinbinden, desto eher übernehmen Kinder Pflichten und Verantwortung.

Lob und Belohnung dürfen nicht fehlen, wenn etwas besonders gut gemacht wurde, allerdings nie übertreiben und wirklich nur der Leistung angepasst. Belohnungen müssen auch nicht sofort geleistet werden. Meiner Meinung nach ist es besser, wenn sich ein Kind eine gewisse Zeit auf eine Belohnung freuen kann. Dadurch wird die Belohnung wertvoller und erfährt auch mehr Wertschätzung, als wenn sie sofort erfolgt.

Verbale Belohnung muss natürlich sofort nach dem Erkennen der Leistung ausgesprochen werden, damit das Kind den Wert seiner Leistung erkennen kann. Ist die Leistung jedoch nicht befriedigend, muss das genauso kommuniziert werden. Dabei sollte auch verständlich gemacht werden, wo es noch hapert. Dann sollten Sie aber auch Hilfe und Problemlösungen anbieten.

Fällt dem Kind manches schwer, machen Sie dennoch den Versuch, mit ihm die Sache zu Ende zu bringen. Wenn Sie ihm Schwierigkeiten sofort aus dem Weg räumen, kann es nicht lernen, Schwierigkeiten richtig anzugehen, geschweige denn zu bewältigen.

Da Kinder sehr unterschiedliche Charaktere haben, kommt es leider vor, dass Eltern das Kind bevorzugen, dessen Charakter ihnen am sympathischen ist. Dieses Verhalten der Eltern führt unter den Geschwistern zu weitreichenden Problemen, die trennend statt verbindend wirken und oft noch bis ins hohe Alter belastend sein können.

45. ADHS

Wie kommt es zu ADHS, dem Aufmerksamkeitsdefizit-Hyperaktivitätssyndrom? So genau weiß man das noch nicht. Es sind sicher viele Faktoren, die dabei eine Rolle spielen.

Wenn Sie merken, dass Ihr Kind überaktiv und hibbelig ist und einen unbändigen Bewegungsdrang hat, sollten Sie nicht gleich in Angst und Schrecken verfallen. Was können Sie tun, damit das Kind mit seiner Hyperaktivität zurechtkommt? Die Hinweise, die ich Ihnen hier gebe, sind auch wieder Erfahrungswerte.

Kinder dürfen nicht überfordert werden, das gilt nicht nur für Schulkinder, das gilt genauso für Kindergartenkinder und Säuglinge.

Wenn Sie ein Kind erwarten, sollten Sie ein ruhiges, regelmäßiges Leben führen. Vermeiden Sie alle Hektik und Überreizungen wie laute Musik und anderen lautstarken Lärm. Rauchen, Alkohol, Drogen und auch die meisten Medikamente verbieten sich von selbst. Kaffee, Cola, moderne Energy-Drinks, Schwarztee sollten Sie, wie schon erwähnt, während der Schwangerschaft und Stillzeit ebenfalls vermeiden. Geraten diese Stoffe in den Blutkreislauf des Kindes, wirken Sie um ein Vielfaches stärker als bei einem Erwachsenen. Wenn der Embryo diesen Stoffen ausgesetzt wird, geht es ihm nicht gut, er schläft schlecht, wird unruhig und zappelig.

Wie würden Sie sich fühlen, wenn Sie überreizt wären, ihr Herz rast, alles in Ihnen schreit nach Bewegung – doch Sie können sich nur eingeschränkt bewegen, denn es gibt wenig Platz um Sie herum? Diesen Zustand könnten Sie sicherlich nicht lange und oft ertragen; er würde Sie mit der Zeit krank machen. Doch Sie nehmen diesen Zustand des Embryos in Kauf, wenn Sie während der Schwangerschaft Kaffee, Cola, Alkohol, Drogen usw. konsumieren.

Der Embryo braucht Ruhe, er muss sich in Ruhe entwickeln können und nicht schon mit Entzugserscheinungen zur Welt kommen. Die hat das Baby nämlich in dem Moment, in dem es durch die Nabelschnur von der Plazenta getrennt wird.

Das Gleiche gilt natürlich auch in der Zeit des Stillens, denn auch mit der Muttermilch nimmt das Baby alle diese ungesunden Stoffe auf. Es kann dann nicht mehr richtig zur Ruhe kommen, wird unruhig und nervös.

Hyperaktive, hibbelige Kinder brauchen ein ruhiges entspanntes Elternhaus. Verschaffen Sie dem Kind außerdem viel Bewegung an frischer Luft.

Phosphate in der Nahrung begünstigen das Problem. In Verbindung mit Alkohol wird die schädliche Wirkung noch verstärkt (Das kann der Auslöser von Randale und Gewalt bei Jugendlichen sein.) Achten Sie also auf phosphatarme Kost. Das ist nicht so leicht, doch wenn Sie Ihrem Kind viel frisches Gemüse und Obst zu essen und stilles Wasser und Kräutertee zu trinken geben, haben Sie schon viel Gutes getan.

Es gibt wissenschaftlich nachgewiesene Zusammenhänge zwischen der Ausprägung des ADHS-Syndroms
und dem Eisenmangel. Eine Bachblütentherapie, wie
sie von Naturheilmedizinern oder Heilpraktikern an-
gewandt wird, kann hier hilfreich sein. Bachblüten sind
Auszüge aus Pflanzen, die in homöopathischen Dosen
angewendet werden.

Auch Kinder können schon autogenes Training erlernen
und zur Beruhigung einsetzen. Es gibt auch Schüssler-
Salze, die zur Beruhigung eingesetzt werden können.
Schüssler-Salze sind keine Medikamente im eigentlichen
Sinn und haben keine Nebenwirkungen. Sie beinhalten
Mineralien, die den Körper zur Selbstheilung anregen.
    Es gibt auch Medikamente gegen ADHS. Allerdings
sollte man Kinder meiner Meinung nach nicht schon an
Medikamente gewöhnen.

46. Umgang mit Geld

Wie kann ein Kind das richtige Verhältnis zu Geld lernen?

Geld ist im Grunde etwas sehr Abstraktes. Um das Wesen von Geld zu verstehen, bedarf es Wissen und Erfahrung.

Kleine Kinder sind immer wieder erstaunt, wenn zum Beispiel mit einem 50-Euro-Schein ein Kleinbetrag bezahlt wird und man dann mehrere Scheine zurückbekommt. Kinder müssen frühzeitig den Wert des Geldes begreifen lernen. Das kann durch Kaufmann-Spiele erfolgen, auch beim Einkaufen kann man immer wieder den Zusammenhang zwischen dem Geld und der Ware vermitteln. Das Kind muss auch begreifen lernen, dass Dienstleistungen Geld kosten und dass man nur durch Leistung eine Gegenleistung bekommt, in der Regel in Form von Geld.

Vermitteln Sie auch, dass Geld nicht unendlich ist. Dass es, wenn man damit nicht richtig haushaltet und es gedankenlos und verantwortungslos ausgibt, danach für überlebensnotwendige Dinge wie Essen, Trinken, Kleidung und die Wohnung nicht mehr zur Verfügung steht. Klären Sie das Kind, entsprechend seinem Alter, über die regelmäßigen Ausgaben auf, die benötigt werden, um die Familie zu versorgen und den Haushalt aufrechtzuhalten.

Auch das Sparen zu lernen gehört dazu. »Denn wer nicht spart in guten Zeiten, hat nichts in der Not!« Natürlich könnte man sich auch auf den Staat verlassen, doch dann ist man vielleicht verlassen.

Sobald das Kind ein gewisses Verständnis für Geld entwickelt hat, können Sie mit ihm ein Taschengeld festlegen. Dieses sollte allerdings, wenn es nur darum geht, Schleckereien zu kaufen und Sie für alle anderen Belange bezahlen, nicht sehr hoch sein.

Ab dem Schulalter, wenn bereits genug Verantwortungsbewusstsein für Geld vorhanden ist, ist es eventuell möglich, das Taschengeld zu erhöhen, damit das Kind davon zum Beispiel auch die Kinokarte oder das Geburtstagsgeschenk für den Freund, die Freundin, die Oma, den Opa usw. bezahlen kann. Dadurch lernt es ganz schnell, wo es vielleicht etwas einsparen kann, damit das Geld noch für andere Wünsche reicht. Machen Sie nicht den Fehler und schießen Sie nach, wenn das Geld für dies oder jenes nicht reicht. Sollte das einmal der Fall sein, dann gewähren Sie dem Kind einen Vorschuss oder bezahlen Sie ihm mal eine außergewöhnliche Leistung.

Als mein Sohn so zwischen vier und fünf Jahre alt war, wollte er sich von seinem Taschengeld, das knapp bemessen war (50 Pfennig), etwas kaufen. Es kostete 4 DM, er hatte aber nur 2 DM zur Verfügung. Er fragte mich, ob ich ihm das fehlende Geld geben könne. Ich war allerdings aus erzieherischen Gründen nicht bereit dazu. Wünsche sollten nicht sofort erfüllt werden, wenn keine

Notwendigkeit besteht. Ich erklärte ihm, wie lange er sparen müsse, bis er das fehlende Geld zusammenhabe, um sich seinen Wunsch selbst erfüllen zu können.

Wir zeichneten den Wunsch auf ein Papier, um zu sehen, wie viel er noch sparen muss, bis er sich den Wunsch erfüllen kann. Jedes Mal, wenn er seine 50 Pfennig Taschengeld bekam, schaute er, wie lange es noch dauert, bis das Geld zum Kauf reicht. Das machte ihm große Freude. Und als es dann so weit war, dass er das Geld zusammenhatte, war er überglücklich. Er war stolz wie Oskar, sich durch Sparen etwas kaufen zu können. Das hat ihn sehr positiv geprägt.

Ich habe kein Verständnis für die Meinung vieler Eltern, »Mein Kind soll es einmal besser haben als ich«, wenn es um Leistung geht. Ich habe nur Verständnis dafür, wenn es um Gesundheit und Sicherheit geht.

47. Medien

Die neuen Medien erfordern einen maßvollen Umgang.

Was reizt Kinder an sozialen Netzwerken, an Handys, Smartphones, Computern und Co.? Diese Geräte und die entsprechenden Medien geben den Kindern die Möglichkeit, sich selbst in Wort und Bild darzustellen. Sie erfahren sich sonst immer nur über die Meinung der Eltern, Geschwister, Großeltern, Tanten und Onkel sowie der Kindergärtnerin, der Lehrer oder der anderen Kinder. In den sozialen Netzwerken können sie ungezwungen und ohne Scheu kommunizieren und ihre Meinung äußern, ohne befürchten zu müssen, dass ihnen dadurch Nachteile entstehen können.

»Wenn mich mein Gegenüber nicht sehen kann, geht auch keine Gefahr von ihm aus« – diese Meinung ist allerdings ein Trugschluss! Das Gegenteil ist schon oft geschehen und geschieht nicht selten.

Das Internet ist anonym. Allerdings agieren Kinder darin hauptsächlich mit ihren Freunden aus der Schule oder dem übrigen Umfeld. Was man manchmal nicht direkt sagen will, sagt sich halt leichter über das Internet oder das Handy.

Ist das Kind laufend zu erreichen, ist es auch über alles informiert, was die Freunde betrifft. Dadurch ist auch eine gewisse Zugehörigkeit gewährleistet.

Welche Gefahren gehen von sozialen Netzwerken aus? Die Kinder können über soziale Netzwerke ausspioniert werden. Die Daten können gesammelt und missbräuchlich verwendet werden. Durch die Preisgabe intimer Daten können die Kinder sogar erpressbar werden.

Kinder geben Informationen oft gedankenlos weiter, weil ihnen die Folgen, die ihnen daraus erwachsen können, noch nicht bekannt sind. Persönliche Fotos haben im Internet nichts zu suchen. Sind sie einmal im Internet, sind sie immer im Internet.

Da in den sozialen Netzwerken auch vieles kommuniziert wird, was den kindlichen Nutzer auch ängstigen, stressen oder gar zu manchem Unerwünschtem anregen kann, sind die Eltern in der Verantwortung, genau hinzusehen, was ihr Kind preisgibt. Klären Sie das Kind auf, was für Gefahren hier lauern. Vielleicht haben Sie Beispiele parat, die Sie dem Kind vermitteln können, damit es besser begreift, dass Ihre Warnungen nicht hypothetisch sind, sondern sehr real.

Computerspiele begeistern Kinder, weil sie leicht und einfach zu handhaben sind. Man braucht nichts aufzubauen und vorzubereiten, und man ist auf niemanden angewiesen dabei. Man braucht auch keine eigene Kreativität. Computerspiele sind lustig, spannend, immer verfügbar und leicht zu erlernen.

Achten Sie bei den Spielen auf die Altersangaben und spielen Sie die Spiele zuerst gemeinsam, um erkennen zu können, ob sie Ihren erzieherischen Vorstellungen entsprechen.

Verbieten Sie den Umgang mit Computer und Co. nicht generell, denn in unserer modernen Gesellschaft ist es notwendig, sich mit diesen Medien auseinanderzusetzen und zum Nutzen anzuwenden. Legen Sie vielmehr Zeiten fest, in denen Computerspiele erlaubt sind.

Das stundenlange Vor-dem-Computer-Sitzen oder Fernsehen ist der körperlichen und geistigen Entwicklung des Kindes nicht zuträglich. Auch hierbei fungieren die Eltern als Vorbilder. Wie ich leider schon oft erfahren musste, wird dem Handy mehr Aufmerksamkeit gewidmet als dem Kind.

48. Sport und Bewegung

Sport und Bewegung ist nicht nur für Erwachsene gut, auch mit Kindern kann und muss Sport bzw. körperliche Bewegung geübt werden.

Kinder bewegen sich mehr als Erwachsene. Leider werden Sport und Bewegung in der heutigen Zeit stark vernachlässigt. Hauptsächlich in den Städten mit wenig Auslauf können sich Kinder oft nicht ihren Bedürfnissen entsprechend bewegen. Bereits Kinder leiden unter Rückenschmerzen. Verspannungen, Kopf- und Gliederschmerzen sowie Verdauungs- und Gleichgewichtsstörungen können aufgrund von zu wenig Bewegung auftreten.

Der menschliche Körper ist nicht zum stundenlangen Stillsitzen geschaffen. Zwar höre ich Erwachsene immer wieder sagen: »Ich bewege mich den ganzen Tag!« Doch ist die Bewegung oft einseitig und dem Körper nicht unbedingt zuträglich.

Tägliche gymnastische Übungen zuhause verhindern, wenn sie richtig durchgeführt werden, so manche Beschwerden. Das Verkleben der Faszien, die um die Muskulatur, die Sehnen und die Bänder liegen, wird durch gymnastische Bewegung verhindert.

In den Familien fehlt morgens meist die Zeit für Gymnastik, besonders wenn die Kinder bereits in den Kindergarten oder in die Schule gehen. Eine Alternative könnte sein, sich und das Kind in einem Sportverein anzumelden, um wenigstens ein- oder zweimal in der Woche durch körperliche Übungen gesund und fit zu bleiben.

Fangen Sie so früh wie möglich an, die Kinder für Bewegung bzw. Sport zu begeistern. Damit können Sie hoffentlich vermeiden, dass das Kind ein Sportmuffel wird. Wenn Sie das Kind für einen Leistungssport begeistern können, ist das absolut in Ordnung, denn gute sportliche Leistungen stärken auch das Selbstvertrauen. Jedoch darf der Leistungssport nicht auf Kosten der Gesundheit ausgeübt werden.

Bodybuilding kann sportliche Betätigung nicht ersetzen. Menschen, die übertrieben ihre Muskulatur ausbilden, leiden oft an einem verminderten Selbstbewusstsein.

49. Urlaub mit Kindern

Urlaube mit Kindern sind gesundheitlich und pädagogisch wertvoll! Allerdings empfehle ich eher einen Landurlaub statt einer Pauschalreise.

Bei einem Urlaub auf einem Bauernhof kann das Kind zum Beispiel Trecker fahren, Kälbchen, Schweinchen und Esel streicheln, Hühner füttern und sonst noch überall mithelfen. Auf einem Bauernhof werden Kinderträume wahr.

So nah und selbstverständlich mit Tieren umgehen zu können, ist der Wunsch vieler Kinder. Kinder lieben die Natur, und sie lieben Tiere. Ihr Blick ist noch offen für einen natürlichen Umgang mit Tieren.

Eltern können sich das zunutze machen, um einen Urlaub mit zufriedenen, glücklichen Kindern zu erleben. Auf einem Bauernhof oder in der Natur gibt es bestimmt keine Langeweile. Hier verlangen die Kinder auch nicht laufend nach Eis oder sonstigen Leckereien. Auch Sie können dabei entspannen und erleben, mit wie viel Freude, Elan und Energie das Kind das Leben auf dem Bauernhof oder in der Natur genießt.

So ein Bauernhofurlaub ist sehr wertvoll für die natürliche, positive Lebenseinstellung und Entwicklung des Kindes. Tiere vermitteln so viel, geben Zuversicht, kritisieren nicht, verlangen nichts. Das Kind erfährt, woher unsere Nahrung kommt und dass viel Arbeit nötig ist, bis die Nahrung zum Essen bereit ist. So lernt das Kind Nahrung besser wertschätzen. Das Kind lernt vor allem auch, dass man auch ohne Vergnügungspark oder sonstige Spaßveranstaltungen richtig viel Freude und Spaß haben kann.

Auch ein Fahrradurlaub mit Kindern ist ein Garant für einen erlebnisreichen Urlaub. Wichtig ist nur, dass die Radtour so ausgewählt wird, dass es zwischendurch einige Besonderheiten zu bestaunen gibt und das Ganze nicht über die Maßen anstrengend ist. Übernachtungen in der Jugendherberge oder auf dem Bauernhof im Strohlager sorgen für spannende Erlebnisse und schonen das Portemonnaie.

Haben Sie ein entdeckungsfreudiges Kind, achten Sie darauf, dass es auf der Tour auch etwas zu entdecken gibt, wie zum Beispiel eine Höhle, eine alte Burg, einen verwunschenen Wald, einen Bach, den man durchwaten kann usw.

Ist das Kind eher still, nehmen Sie eine Decke, ein Vorlesebuch oder ein Buch zum Bestimmen von Pflanzen oder Tieren mit. Sammeln Sie mit ihm kleine Mitbringsel, einen besonderen Stein, ein schönes Blatt oder eine schöne Blume, zwischen ein Buch gelegt, ein Schneckenhaus usw., um später daraus gemeinsam etwas Schönes gestalten zu können. Sie werden erfahren, mit welcher Freude und Interesse das Kind so einen Urlaub geniest.

Kleine oder größere Wanderungen je nach Alter des Kindes mit Aussicht auf ein Picknick bringen ebenfalls Freude.

Kinder brauchen keine exotischen Reiseziele. Es ist für sie viel wichtiger, dass sie mit den Eltern zusammen den Urlaub verbringen können und die Eltern endlich mal den ganzen Tag Zeit für sie haben.

50. Pubertät

Die Pubertät ist die Zeit der vollständigen Abnabelung von den Eltern; die Zeit, in der Kinder ihren eigenen Weg finden und gehen wollen.

Ob sie schon dazu in der Lage sind, hängt von der Erziehung und den äußeren Umständen ab. Früher waren sie es auf jeden Fall, denn die Pubertät begann um einiges später. Heutzutage beginnen die ersten Anzeichen der Pubertät schon mit 12, 13 oder 14 Jahren. Das ist ein Alter, das für eine komplette Abnabelung noch nicht geeignet ist.

Da Kinder auch Egoisten sind, wollen sie so früh wie möglich frei sein und selbst entscheiden, was gut für sie ist. Zugleich wollen sie auf Bequemlichkeit nicht verzichten. Das ist ein Spagat, den die Eltern bewältigen müssen.

Jedoch fällt das pubertäre Verhalten des Kindes geringer aus, wenn das Kind nicht verwöhnt wurde und eine klare, verständliche Erziehung genossen hat, in der Vertrauen, Respekt, Akzeptanz und Toleranz vermittelt wurden und die Eltern entsprechend als Vorbilder gewirkt haben. Diese Kinder müssen sich nicht radikal von Ihnen und Ihrer Erziehung befreien, denn es wurde ihnen genügend Freiraum gelassen, um sich außerhalb Ihres Dunstkreises zu entwickeln.

Teure Designerkleidung oder sonst eine unliebsame Verkleidung oder ein unliebsames Verhalten ist für Kinder mit einem gesunden Selbstbewusstsein nicht ausschlaggebend, um bei Freunden vermeintliche Anerkennung zu bekommen. Ein soziales, gerechtes, stabiles Verhalten mit Selbstwert bringt in aller Regel mehr Anerkennung. Damit ein Kind das erreicht, braucht es ein soziales, gerechtes, stabiles Verhalten mit Selbstwert von Seiten der Eltern.

Wenn Sie mit der Pubertät des Kindes nicht zurechtkommen, holen Sie sich professionelle Hilfe, bevor das Kind sich komplett von Ihnen entfernt oder sogar auf Bahnen abdriftet, die nicht akzeptabel sein können.

51. Einstieg ins Arbeitsleben

Der Einstieg ins Arbeitsleben ist mit dem Schuleintritt vergleichbar, da er im Leben des Kindes sehr große Veränderungen mit sich bringt. Dieser Übergang kann und muss den Kindern frühzeitig vermittelt werden. Wenn das Kind darauf vorbereitet wird, kann es sich mental darauf einstellen und auch seine Stärken und Schwächen, seine Begabungen besser einschätzen lernen.

Es ist fatal, wenn die Eltern das Kind überschätzen, ebenso natürlich, wenn sie es unterschätzen. Doch Unterschätzung kommt in aller Regel heute kaum mehr vor. Den Kindern wird in der Erziehung heute oft vermittelt, dass sie die Besten und die Größten sind. In vielem, was Kinder selbstverständlich leisten sollten oder können müssten, wird eine überdurchschnittliche Fähigkeit und Intelligenz vermutet und den Kindern signalisiert. Hierdurch entwickelt sich eine Überheblichkeit, die sich in vielen Bereichen niederschlägt, sei es, dass sie sich Berufe oder Studiengänge aussuchen, denen sie nicht gewachsen sind, sei es, dass sie davon ausgehen, dass sie schon alles wissen, alles können und alles möglich ist.

Die Überheblichkeit macht oft auch vor den Eltern nicht halt. Häufig bleibt dadurch der Respekt auf der Strecke. Meine negativen Erfahrungen mit Auszubildenden sind meist leider auf diese Erziehungsphänomene zurückzuführen. Das Durchhaltevermögen der Auszubildenden und Studenten hat sich dadurch gravierend verschlechtert, die vielen Ausbildungs- und Studienabbrecher machen das deutlich.

Viele Jugendliche sehen keinen Grund mehr, sich überhaupt anzustrengen, geschweige denn zu arbeiten. Hier liegt eine große Verantwortung bei den Eltern, sowohl in der Erziehung als auch als Vorbilder.

Arbeit schändet nicht, Arbeit macht nicht krank, wenn man gerne und mit Freude arbeitet. Wer zum Beispiel bei der Arbeit im Umgang mit Kunden freundlich ist, hat es in aller Regel leichter. Ein freundliches Gegenüber schafft Freude und Zufriedenheit.

Kindern muss bei ihren Schwächen geholfen werden, und gleichzeitig sollten ihre Stärken nicht überbewertet werden. Das laufende negative Kommentieren der eigenen Arbeit trägt nicht dazu bei, Kindern das Arbeiten positiv zu vermitteln. Heutzutage wird leider vergessen, dass Arbeit zu haben eigentlich Glück bedeutet und im Grunde nur durch bezahlte Arbeit das Leben zu bestreiten ist.

Wer gerne arbeitet, ist zufriedener, glücklicher und vor allem gesünder, Depressionen oder Burnouts haben keine Chance. Arbeit als solche macht nicht krank, wie oft behauptet wird. Wer bei der Arbeit achtsam ist, Gefahren richtig einschätzen kann und Maßnahmen zur Verhinderung von Gefährdungen ergreift, der kann gesund durch sein Arbeitsleben kommen.

Ich finde es auch falsch, aus eigener Eitelkeit ein Kind zu höherer Schulbildung oder zu einem Studium zu drängen. Handwerker können das gleiche Ansehen erreichen, wenn sie auf ihrem Gebiet gut und zuverlässig arbeiten. Es heißt auch nicht umsonst »Das Handwerk hat goldenen Boden«. Handwerker braucht man immer. Ob man auf die Dauer so viele Computerfachleute braucht, ist eine andere Frage.

Binden Sie das Kind im Rahmen seiner Möglichkeiten in Ihre alltäglichen Tätigkeiten mit ein. Regen Sie es an, sich Gedanken zu machen, wie man etwas besser machen könnte. Machen Sie es stolz, etwas beitragen zu können, sei es im Haushalt, sei es im Familienbetrieb. Das hat nichts mit Ausbeutung zu tun. Das hat nur etwas damit zu tun, dass Kinder frühzeitig lernen, »von nichts kommt nichts«.

»Das Vergnügen verbraucht uns, Arbeit kräftigt uns.«
Charles Baudelaire